荒诞医学史

中国篇

医学史

光 子 ◎ 著

天津出版传媒集团

天津科学技术出版社

图书在版编目（CIP）数据

荒诞医学史. 中国篇 / 光子著. -- 天津：天津科学技术出版社, 2020.9
ISBN 978-7-5576-7196-9

Ⅰ. ①荒… Ⅱ. ①光… Ⅲ. ①医学史－中国 Ⅳ.
①R-091

中国版本图书馆CIP数据核字(2019)第256912号

荒诞医学史. 中国篇
HUANGDAN YIXUESHI ZHONGGUOPIAN

责任编辑：刘丽燕

责任印制：兰　毅

出　　版：天津出版传媒集团
　　　　　天津科学技术出版社

地　　址：天津市西康路35号

邮　　编：300051

电　　话：（022）23332490

网　　址：www.tjkjcbs.com.cn

发　　行：新华书店经销

印　　刷：三河市金元印装有限公司

开本 700×1000　1/16　印张20　字数268 000
2020年9月第1版第1次印刷

定价：55.00元

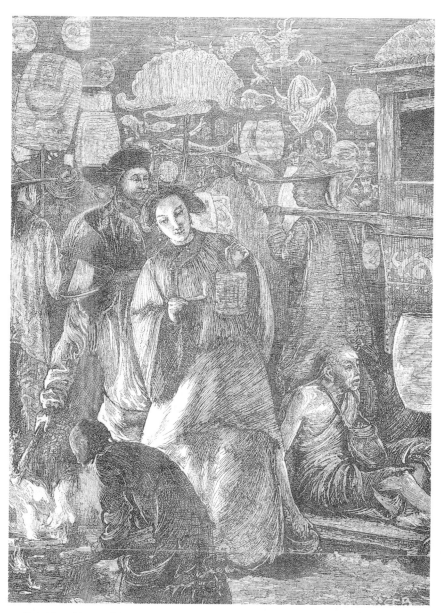

✤ 从唐代起，中国上元节张灯即成为法定之事，除此之外还有不少游乐活动，其中骑竹马、傩舞背后的巫术气息极为浓郁。《周礼·疾医》中说："病，恶气也。"早在先秦时，人们把驱逐邪恶的"病气"称为"傩"。傩舞也称为鬼戏。

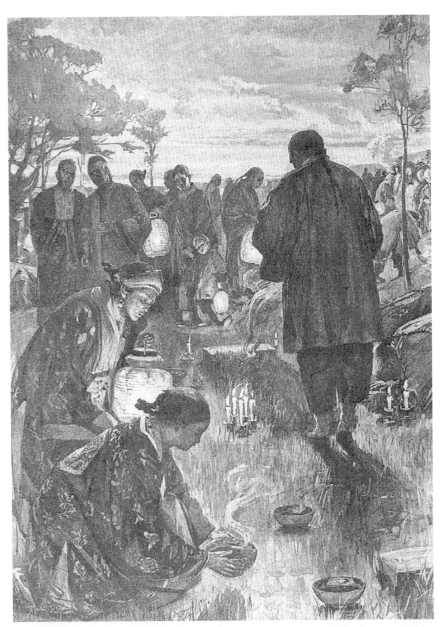

❂ 在中国文化里，已故之人具有非实体化的魂和灵，因而同样具有感知能力。这与中国传统医学的阴阳理论有着千丝万缕的关联。清明节通过焚烧冥币一方面以火为媒连接"它世界"，另一方面又以烟雾带来的迷离感让活着的人与先人隔空对话，这成为在世者的一种心灵慰藉。

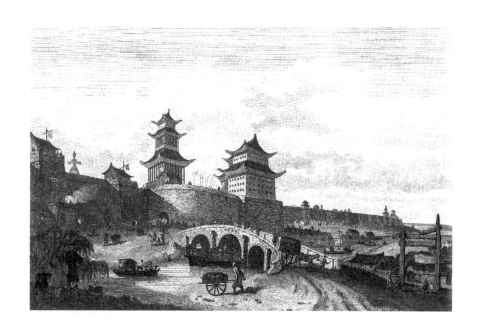

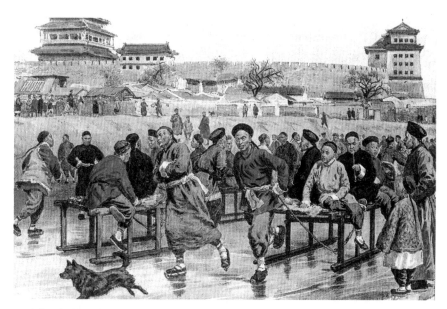

❖ 清代北京城门及市民。中国皇家御医和民间游医在这里泾渭分明，判若天渊。

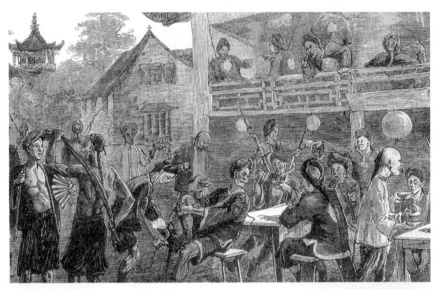

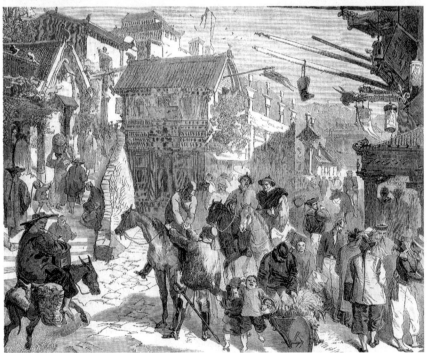

✛ 热闹的街市，流动的商贩、茶客和市民中，混杂着江湖俚医、乡野蛮技。

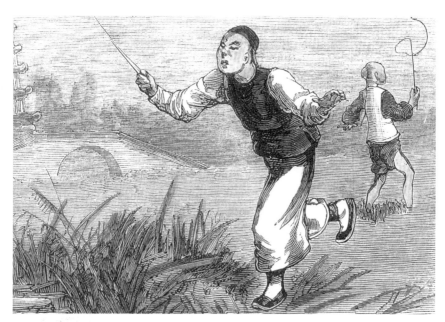

✦ 在娱乐项目和医疗条件缺乏的旧中国，捕捉蜻蜓是一项有趣的健体和健脑运动。

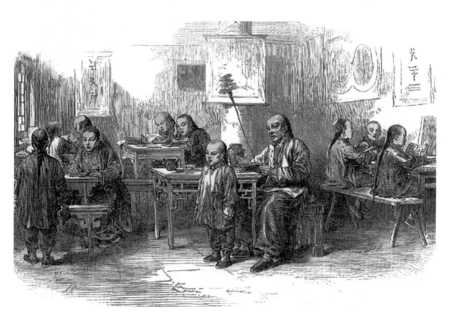

✦ 只收男生的书院，是富家子弟的天堂。他们从小读经史，长大了要背《汤头歌诀》。

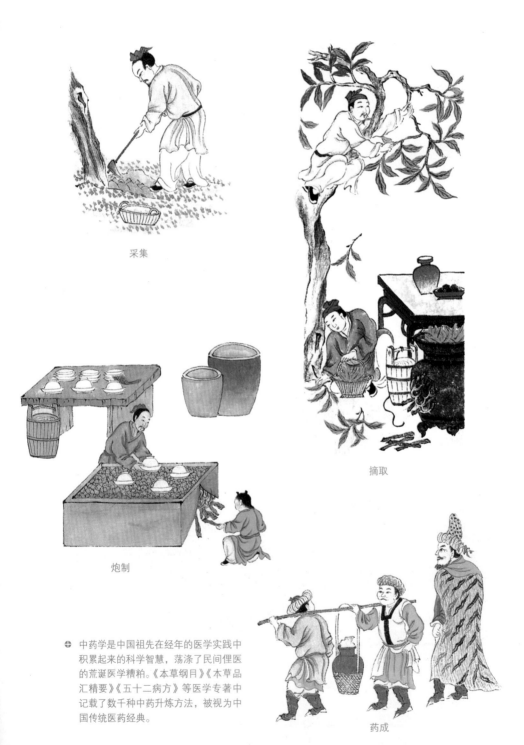

采集

摘取

炮制

药成

◆ 中药学是中国祖先在经年的医学实践中积累起来的科学智慧,荡涤了民间俚医的荒诞医学糟粕。《本草纲月》《木草品汇精要》《五十二病方》等医学专著中记载了数千种中药升炼方法,被视为中国传统医药经典。

导言

　　中国医学，作为独立于西方医学系统之外的一种医学体系，伴随着中国的文明进程，已经有几千年的历史。在它的荫庇之下，中华儿女得以繁衍生息至今。因此，即便在医学高度发达的今天，生物医学、免疫学、分子生物学、微生物学等已占据主要地位，中国医学及其治疗技术（尤以中医为主导）依旧有其不可替代的位置，且愈发显得重要。

　　但是，我们又不得不承认，在翻阅中国医学历史的故纸堆时，仍旧有一些奇葩甚或荒诞的医学片段出现——

　　在唐朝，割身上的肉为亲人治病曾被大力提倡，甚至可用来抵税；用少女初潮的经血配制成的"红铅"，曾是明朝皇室的专用"伟哥"；不小心遭遇鱼刺卡喉怎么办？渔网烧灰冲服可让鱼刺化于无形，背后药理相当"理直气壮"：渔网能捕鱼，小小鱼刺自然不在话下；而清末鼠疫肆虐之时，猫尿疗法大兴，只因人们坚信"猫是鼠的天敌"；更有神奇的转胎术，即使女性已怀孕三月，也能改换胎儿性别，包你要儿得儿，要女得女；而炼制长生不老药更是贯穿专制王朝的始终……

　　历史的车轮滚滚向前，医药技术不断发展，人们的医学认知也臻于理性、完善，按理说，奇葩的医疗事件应当越来越少，至少不能重蹈覆辙，然而事实远非如此。比如，中华人民共和国成立后的某段年代，当时一众奇葩的医学疗法如浓烟四起：肌肉注射公鸡鲜血治病强身；口服"618"芒硝抗癌片，一切肿瘤不用愁；不用石膏，新鲜柳枝即可轻松实现接骨……从中可一窥当年的谵妄与不可思议。

而当时间跨入21世纪，人们依然未从荒诞中完全跳脱出来，一出出或令人啼笑皆非，或令人匪夷所思的医疗怪事接踵而至：晨起喝杯尿，包你百病消；生吃泥鳅，治食道癌；喝绿豆汤，包治百病；撞树使人年轻；量子远程能接骨……真是应接不暇。再如庚子年伊始的"硬核"操作：鲜榨果汁简单过滤，直接静脉输入——因为操作者认为新鲜果汁营养丰富，注入身体只有好处没有坏处。

是的，只要有好处，什么都可以在身上一试。我们不禁要问：这些人对自己的身体究竟是在乎呢，还是不在乎呢？

除了上述所说的各种怪诞医事，还有一种不得不提，就是"以形补形"：性能力不好多吃牛鞭；心脏不舒服，来点猪心；骨折后想进补，多喝骨头汤；等等。原本在缺医少药的年代，这不过是劳动人民祈求健康的一种美好寄托，到后来人们却乘着想象力的翅膀，将其发挥到极致，在靠"吃"治病救人的这条道路上越走越远。仅仅通过观察某种食材的形状，人们便"脑补"出其对应的强大功效。后来，一传十，十传百，"莫须有"的事情逐渐成了"真"，以致在人们心中逐渐根深蒂固，成了约定俗成的疗法。

除了对各种食材、药材迷恋外，国人对"神医"的追崇也深入骨髓，而在这种畸形的土壤中，催生了一代又一代所谓的"大师""教父""教母"。这些人时而秘发"神药"，时而广施"神功"，收获众多信徒，挣得个名利尽收。而面对这些人，平日精于算计的人却没了警戒怀疑之心，对"神医"们更是顶礼膜拜。

我们不禁要问：为何会出现如此荒诞的医疗事件？

有人解读说，中国医学完全是巫术、迷信，这种说法未免太过武断和荒唐，不过中国医学起源于巫术的确是不争的事实（西方医学亦然）。古"医"字原写作"毉"，下边为"巫"，可见巫与医有着源远流长的密切关系，如此一来，早期医学带有些神秘色彩及巫术的烙印也就不足为奇了，而这也影响着中国医学发展的方方面面。

从社会学角度来说，古代中国一直是权力崇拜型社会，这自然也会波及医学领域，所以，人们难免对一些"权威性"医家、"源远流长"的医学理论、众口相传的药方等崇拜至深，以致对深层的医理等缺少质疑和突破，多是"服从主义"。这样一来，即便其中存在诸多问题，人们也照用不误。国人对"神医""神药"迷信的根由似乎能在此间找到端倪。

现代科技较之过去所取得的成就，的确今非昔比，但仍有许多事无法解释，许多疾病无法攻克，这势必会造成真空地带，并被一些不怀好意的人利用。疾病缠身的人本就治病心切，再加上"死马当作活马医"的心理，昔日明智的人们寄希望于各种明显违背科学、匪夷所思的奇方异术，对骗子口中宣扬的奇谈怪论深信不疑，盲目遵从。

从文化角度来看，中国讲究暧昧与朦胧之美，所谓"曲径通幽"，中国医学也是在对世界物质的朦胧认识中发展起来的。在遥远的古代，人们对自然界缺乏科学认识的时候，很容易就采取这种简单快捷的方法，采用类比和联想，将许多动植物定性为药物，至于其中药理，则不免带有想当然的意味，如若细究，常常是说不出个所以然来。这种方法缺乏严谨的逻辑推理和实践验证，更多的是依赖于个人的感受和经验，这种"朦胧"性很可能也意味着治疗的不确定性和危险性。这在古代本无可厚非，但在医学技术已经臻于发达完善的今天，再谈治病救人的医学之"朦胧"，则要打个问号了。

从进化论角度来看，一切事物都在变化：人、动物、植物、微生物，甚至高山大川也不例外。古书上记载的能治病的一些草药、药方，很有可能慢慢已经没了药效，或人体产生了耐药性；又或者后来发现的药材早已经明显变化，跟最初的药材如同陌路等。如果再一味遵古，完全按典籍上记载的方法，不考虑事物变化，很容易落入自我满足的情境之中，误了救治时机……

　　读史可以明智，知古可以鉴今。医学也如此。而对于中国医学，我们应尊古而不泥古，在继承之中也要学会批判。只有深思中国医学，才能坚守和发扬这块历史瑰宝。而这，也许是未来中国医学所面临的一大挑战，同时更是一大机遇。

　　本书拾取了中国医学史上的一些特殊片段，旨在说明中国医学与西方医学一样，在发展进程中曾不可避免地经历过困境，也走过歧路，出现过各种光怪陆离的怪现象。而如何在未来避免重蹈覆辙，无论是对普通个人，还是对专业医者，都是一个十分值得思考的问题。

目录

第五章

古代急救术

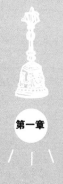

第一章

巫术与医学

祝由术：
民间盛行画符念咒

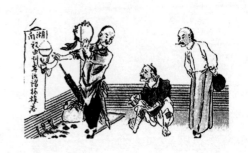

产妇奶水被孕妇"摘走"/鸟形巫师/
苗父创祝由/信巫不信医/一符在手，
疾病都走

"神力"附身的人

先来看几例奇妙的医事：

医事一：某村，一位青年身上突现"飞蛇"（方言，也叫蜘蛛疮，即带状疱疹，中医称"缠腰火龙""缠腰火丹"），触之剧痛，异常痛苦，晚上睡觉很是煎熬，用了很多药都治不好。后来家人带他找到同村一位具有神秘力量的老者。老人家在患者面前，拿起一块瓦片，用白粉笔在上面画了一个人形，然后点燃艾草，问清楚哪个部位先出的"飞蛇"，然后就在瓦片所画的人形相应部位用艾草烫一下。奇妙的事情在青年回家后发生了：当晚"飞蛇"就有所好转，第二天就结疤了，而之前用过的很多药都没达到这么好的效果。这让全村的人都目瞪口呆。

医事二：一个小孩夜里总是哭闹不停，家里人为此很是发愁。后来，他们找到当地一位具有高深法力的先生，这位先生在地上画了一个圆圈，又在里面画了一个十字。然后，他站到圈里，让家长抱着孩子站在身边。接着，他伸出一只手捏住孩子的小手，而另一只手像掐指算数一样，同时嘴里还小声地念念有词。就这样站了三五分钟，他摆摆手表示完事了。而就在这一次"治疗"之后，孩子夜里就不再哭了。很多人感到不可思议……

医事三：一个产妇生完孩子，在家里坐月子，奶水非常充足，有一天，另外一个孕妇去看望她。可当孕妇走后，产妇忽然没有奶水了。当地老一辈的人说，她的奶水被那个孕妇"摘"走了。而治疗的方法，就是把那名孕妇找来，在她的鞋底扎一个小洞，小洞要扎透，然后再弄一点水从这个洞眼里漏下去。操作完之后，产妇的奶水果然又回来了。至于其中什么原理，连老一辈的人也说不清楚……

像上面提到的奇怪医事从中国古代一直流传至今。还有很多传说，即使在医学发达的今天，在中国很多农村依然流行：比如解"居剑风"（半边脸肿胀或嘴巴突然歪了，被称为"居剑风"）、抹门档灰（门背后横档上积的陈年灰尘，旧时一些地区的人常用来止血）、捉野猫精（旧时一些病人精神恍惚、胡言乱语，且久治不愈，通常认为是野猫精附体）等，不一而足。

很多人曾把这些奇妙的治病术当作一种神力，甚至有人得了病先找人念咒语、驱鬼，而不是及时去医院就医。让老百姓如此信服的治病方法到底是什么？其实，这些所谓的疗法都属于祝由术。

起于巫术，祝于神鬼

祝由术是起源于远古时代的一种巫术，即通过祝说患病缘由，给病人以安慰和暗示，再辅以特殊的仪式以达到祛除病邪的目的。

祝由的"祝"是告知的意思，"由"是病的起因，是一种源于"祝于神鬼"的原始巫术。它有多种表现形式，最常见的有巫咸、跳大神、符咒、祭祀等。而作为祝由术的核心人物——实施祝由术的人，即巫师，据说最早由轩辕帝创立。而这一职业在远古时也是地位很崇高的，担任巫师的通常是一群文化层次很高的人，受万人敬仰，有时甚至连帝王都要听从他们的意见。

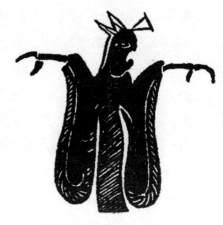

信阳楚墓出土的鸟形巫师形象。由此图可知，古代楚国巫师把自己打扮成鸟的模样与鬼神沟通。

实际上，祝由术与我国古时江南一带、楚越等地的巫文化有紧密联系。《论语·子路》中就有记载："南人有言曰：'人而无恒，不可

巫师：远古时代的"全能牛人"

巫师是巫术文化的核心，他的出现在历史上算得上一件大事。夏商时，当时国家为强化统治，建立了史官制度，而当时的史官有很多是巫师。他们负责国家祭祀的大小事，为国家占卜运势以及编书、记录历史；也负责为老百姓求福、驱邪、治病等。

巫师是像神一样的存在，地位很高，经常参与政治、军事的决策，有时甚至在"全人之上"。在当时，如果巫师认为某件事不可取，不可做，即便帝王、大臣、民众都认可，也不能做；反过来，如果巫师占卜说某事可做，即便其他所有人都不认可，这件事也可以做——巫师就有这样的权力，而这种制度延续了成百上千年。

以作巫医。'"意思是,人假若没有恒心,是做不了巫医的。在当时的人看来,巫医之术很难学,因为这里面有太多的困难,没有恒心的人是学不会的,就好像我们今日读《周易》也会有这样的感觉。当然,这是题外话了,而祝由的创造者传说是上古时期的苗父。据说他"以菅为席,以刍为狗,北面而祝,发十言耳……"这句话也揭示了祝由最开始的仪式比较简单,即用草当作祭席,用畜草当作祭牲,面向北方祈祷,口中念十句祷词,病人就会痊愈。成书于战国时期的《五十二病方》记载的280多个医方中,有近40个涉及祝由术。

那么,为何当时的人们会信奉祝由术,中国为何要发展出巫文化呢?

远古时期,社会生产力和医疗知识很落后,而人们对疾病的认识也缺乏科学性和理性。由于很多疾病找不出致病原因,人们便认为是鬼神所

"医"这个字,最开始其实写作"毉",很明显跟"巫"有关,所以就有"巫医同源""巫医并至,神药两解"的说法。当时治病救人的事情一直由巫师控制,在他

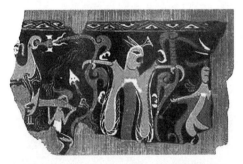

巫师升天图,是信阳楚墓出土彩绘锦瑟上的局部图案,表现的是楚国巫师作法的情景。

们看来,用药物治疗或外用手段辅助治疗,跟巫术治疗没多大区别。而他们能治疗的病从耳鼻喉科、口腔科、内外科、妇科到儿科等,无所不包,可以说是不折不扣的全科医生。

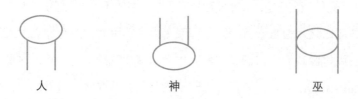

人　　　　　神　　　　　巫

高山族古文中表示"人""神""巫"的三个字;"人"字像双足立地,举首望天;"神"字头朝下,双足朝上。这两个字表示一个在地,一个在天。而表示"巫"的字,则很形象地说明了巫师的半人半神、亦人亦神的特征。

为,而要想治病消灾,就要借助鬼神的力量。慢慢地,祝由这种仪式为人们所接受,随之演变成一系列用来治病消灾的习俗。

最开始,实施祝由术的人是病人身边亲近的人,后来逐渐出现了专门的巫师,通常,女巫称巫,男巫称觋。《山海经·大荒西经》中记载:"大荒之中……有灵山,巫咸、巫即、巫盼、巫彭、巫姑、巫真、巫礼、巫抵、巫谢、巫罗,十巫从此升降,百药爰在。"一众巫师掌管着治病的"百药",可见他们也是最早的医师。

医巫的分化

随着社会的发展,技术的进步,人们积累的医学知识越来越丰富,巫、医开始分化,这种现象最初大约出现在春秋战国至秦汉之际。但祝由疗法并未立即被全部抛弃,而且其中一些经验和精华被传承了下来。这里不得不提最早支持巫、医分化的一大功臣——扁鹊。

当时扁鹊冒天下之大不韪向巫术发起挑战,并提出"六不治",其中就包括"信巫不信医"不治,即相信巫术、不信医学的人不用治。扁鹊的这种做法,对当时信仰有神论的人是一次强有力的挑战,自然也难免树敌。

到了魏晋时期，祝由术与道教奇妙地结合了起来，为道家所利用，并加入了符水、桃木剑等道具以及一些特殊工序和包装，同时还包括药物。到了隋唐时期，祝由与中医的内、外、妇、儿等医科并列，得到官方承认，朝廷还设立了"祝禁博士""咒禁师"等官职，巫师成了官方认证的医家之一。《旧唐书·职官志》中就记载："太医令掌医疗之法丞为之贰，其属有四，曰：医师、针师、按摩师、咒禁师，皆有博士以教之。"而从元朝开始，祝由也被正式列入十三科（从元至明，太医院分十三科）之内，内涵更丰富，如禁法、咒法、符法、步罡（沟通人神的一种神秘巫术）等。

到了明朝后期，从事祝由科的医者已经非常少，加上一些医家的轻视，祝由术逐渐式微。明末的张景岳曾写道："惟民间尚有之。"而到了清朝，太医院废除了祝由科。但因满族信仰萨满教，所以保留了"跳神"等习俗。不过，民间仍有巫觋传承。清朝著名的医学家徐大椿曾说："古法今已不传，近所传符咒之术，间有小效。而病之大者，全部见功。"他认为对祝由术应该采取存而不论、敬而远之的态度。

到了近代，祝由术仍未完全消失，以原始巫术、情志疗法、导引气功

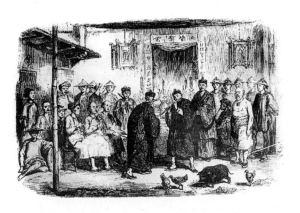

《伦敦新闻画报》所展示的晚清跳神的把戏，在中国盛行的巫术被西方捕捉。

清末民初，《顺天时报》上刊登的祝由科广告，可见祝由术在我国民间影响之深远。

等新形式流传，比如壮族农村地区等仍旧有人在用，多由巫婆、神汉从事，不过这些人的文化程度、有多少基本的医学常识等都不明了，其医术如何自然也要打个问号了。

祝由治病的核心：咒语和符书

祝由术究竟是如何治病的？通常，祝由术治病会运用咒语、符书、仪式等。在祝由术中，咒语和符书是至关重要的两种工具，可以说是仪式的核心所在。

咒语最开始比较简单质朴。随着巫术的发展，巫师对所用咒语进行整理和总结，咒语就有了一定的规范和形式，听起来更"专业"，跟日常生活中的咒语也严格区分开来。起初巫师在实施巫术时，一般会先呼"皋"字，再发号施令，此外还有"吁""嗟""呸"等字。这些字很可能跟现在的"哎""喂""嘿"相近，是为了引起对方的注意。到了西汉，这些字已不太常用。东汉以后，巫师模仿公文格式把咒语搞得越来越规范、繁复，并有了固定模式，包括三个部分：示威语、惩戒语和催促语。

示威语即用天神等来威吓、震慑鬼邪。为壮大自己的声势，巫师会说自己是神人，或说自己学过治鬼的仙术。惩戒语就是为了惩罚鬼怪而使用的语言，常用"破""杀""斩""除"等字。催促语则最为人熟知，如"急急如律令"或"如律令"。很多咒语最后都有这句话，其实是让鬼怪赶紧按照神灵和巫师的法令办事，不可拖延。

事实上，"急急如律令"本来是汉朝政府文告中的常用语。"如律令"其实相当于现代公文中用的"务必遵照执行"。之所以会用这几个字，是因为官府的文告有很强大的威力，巫师很羡慕这种威力，索性就把这些字加到咒语中。

另外，咒语还有形式上的要求，跟写诗作词一样。最常见的有三言、四言、五言、七言句式，念起来要朗朗上口，铿锵有力。巫师经常会用很多排比句来增强气势。

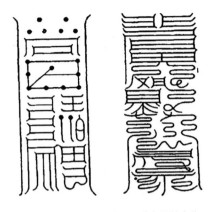

符书，通常也叫符箓，是模仿古代的政治军事用语。它最早大概出现于战国时期，到汉代时已经比较成熟，后来就被道教吸收，成了道士的重要工具。

符箓作为一个词语，其实是两种东西的合称，即符与箓，图中左为符，右为箓。

符和箓是两种东西。符是用笔画的一种神秘符号，上面有点、线、字、图等形象；箓则是用来写天神的名讳、职能的册子。因为符和箓在各方面大体相似，所以古人就把"符箓"合为一体，后来又把咒语和符箓合用，合称符咒。

中古之前，道教的医用符其实比较简单、粗糙、笼统，一种符能治疗多种病，即"一符在手，疾病都走"。到了隋唐时期，符多了起来，不论是数量还是方式，慢慢出现了治疗不同症状的专用符。比如在《太上洞玄灵宝素灵真符》中就记载了88道治疗瘟疫的符、8道治疗伤寒的符、13道治疗头疼的符等，可以看出当时人们对道教的医学符咒的崇拜。而且，在治病的过程中，对不同的病症、不同的人群和不同的病情，用符也有讲究。比如"上符二道，治人卒恶刺痛，大烦欲死。先服上符，须臾不差，次服下符……"口服符水是当时最普遍的一种方式，当然还有其他方式，比如把符戴在身上，或挂在自家门上、床边等。到了宋明时期，医用符治病更是常事，形式和方法也是"更上一层楼"，还有了比较完整的系统。

而说到符咒治病，大诗人苏东坡也曾亲眼看见过，还为此写过一首诗《和子由踏青》：

何人聚众称道人，遮道卖符色怒嗔。

宜蚕使汝茧如瓮，宜畜使汝羊如麇。

路人未必信此语，强为买服禳新春。

道人得钱径沽酒，醉倒自谓吾符神。

一个自称道人的人堵在路上，怒气冲冲地责怪路人怀疑他的符不灵。他声称自己的符会让蚕长得如瓮那么粗大，让羊长得像獐子那么肥硕。路人并不完全相信道人的话，但还是拗不过道人的死缠烂打，只能买道符，权当新年祈福。不过道人收了钱，马上就找了家酒楼，喝了个大醉，还胡言乱语说自己的符是神符。

到底有无效果？

或许，祝由术从昌盛到衰落，是否也说明了它的治病效果根本就值得怀疑，这种猜测有无道理呢？

20 世纪 90 年代，一项涉及 140 多名巫师的调查发现，他们大多来自经济和文化都十分落后的农村地区，其中 70% 以上是文盲或半文盲，60% 的人心理异常。这些人很容易接受暗示，还有一部分人本身就是精神病人。在调查的 90 多起巫医刑事案件中，巫师们都承认，自己治病的法术都是骗人的。

其实，古代一些作家或思想家，早已对祝由术治病有过怀疑或嘲讽，比如晚清文学家吴趼人

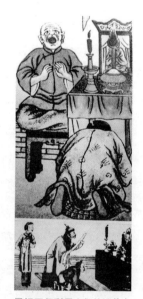

民间巫师利用人们的迷信心理，自称神灵降身，以神的口吻说话，所求之人则唯唯诺诺，恭敬至极。

在他的自传体小说《二十年目睹之怪现状》第三十一回中，就曾写到一件利用巫术治病骗钱的事：

"……舍亲，五十多岁，只有一个儿子，才十一二岁，得了个痫症，请了许多医生，都医不好。后来请了几个茅山道士来打醮禳灾，那为头的道士说他也懂得医道，舍亲就请他看了脉。他说这病是因惊而起，必要吃金银汤才镇压得住。问他甚么叫金银汤，可是拿金子、银子煎汤？他说：'煎汤吃没有功效，必要拿出金银来，待他作了法事，请了上界真神，把金银化成仙丹，用开水冲服，才能见效。'舍亲信了，就拿出一枝金簪、两元洋钱，请他作法。他道：'现在打醮，不能做这个；要等完了醮，另作法事，方能办到。'舍亲也依了。等完了醮，就请他做起法事来。他又说：'洋钱不能用，因为是外国东西，菩萨不鉴的，必要锭子上剪下来的碎银。'舍亲又叫人拿洋钱去换了碎银来交与他。他却不用手接，先念了半天的经，又是甚么通诚。

"通过了诚，才用一个金漆盘子，托了一方黄缎，缎上面画了一道符，叫舍亲把金簪、碎银放在上面。他捧到坛上去，又念了一回经卷，才把他包起来放在桌子上，撤去金漆盘子，道众大吹大擂起来。一面取二升米，撒在缎包上面；二升米撒完了，那缎包也盖没了。他又戟指在米上画了一道符，又拜了许久，念了半天经咒，方才拿他那牙笏把米扫开，现出缎包。他卷起衣袖，把缎包取来，放在金漆盘子里，轻轻打开。说也奇怪，那金簪、银子都不见了，缎子上的一道符还是照旧，却多了一个小小的黄纸包儿。拿下来打开看时，是一包雪白的末子。他说：'这就是那金银化的，是请了上界真神，才化得出来，把开水冲来服了，包管就好。'此时亲眷朋友，在座观看的人，总有二三十，就是我也在场同看，明明看着他手脚极干净，不由得不信。然而吃了下去，也不见好，后来还是请了医生看好的……"

孩子得了痢疾，治不好，就请茅山道士用祝由术治病，还必须用"金银汤"，实际上不过是茅山道士为牟利而已，他们在作法过程中将金银调包，一般人却看不出来。结果孩子的病也没治好，赔了钱还白忙活一场。

再比如，有人有内伤，但不知道到底伤在何处。巫医会先摸病人，摸不出来就找一只小鸡，让病人向鸡嘴吹口气，然后把鸡浸入水中闷死（绝对不能捏死或让鸡出现外伤）。之后，巫医把鸡从背部切开，然后剥皮，解剖完后，看鸡的哪个部位有异常，就认为病人的相应部位有问题。

有人可能会问：为什么有些人用祝由术就能治好病？

中医上有一种看法，人食天地之气而生，人之所以得病，原因是在内常为喜、怒、忧、思、悲、恐、惊"七情"所伤，在外常被风、寒、暑、

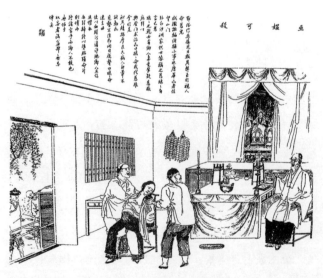

《点石斋画报》对民间巫术进行了揭露——画中瘫在椅子上的女性身怀有孕，却被家人疑为腹中肿胀，遂找巫师求治，巫师家中供有女像，自称"娘娘"附体，对其行推拿之术，导致女子大出血，最终堕胎殒命。

湿、燥、火"六淫"侵害。

那么如果没有"七情""六淫"的伤害，人却生了病，又怎么解释呢？古人认为是由于尚未被发现的致病因素，这就是"鬼神致病说"，实际上就是一种心理因素，即所谓"病由心生"。

而通过祝由术治好的病，很多都是因心病导致的。比如心理不健全，继而被"七情""六淫"乘虚而入；也有一些病是间接由心理因素导致，但其病因依然在患者的内心。另外，祝由术治病，通常对意志薄弱、性情怯懦的人比较有效。所以祝由术对一些人有用，对其他人无效；而对诸如"忧患缘其内，苦形伤其外……内至五脏骨髓，外伤空窍肌肤"等重大疾病，祝由术通常无明显效果。

除个人属性外，祝由术治病也可能跟以下几点有关。

一是医药互用。巫师用祝由术治病时，也会使用一些医术与方药。比如一些祝由术常用到地黄，它本身就是一种治疮痔的药草；很多祝由术所用的黄纸是姜黄染色，姜黄本身有行气破瘀、通经止痛的效果；而道符颜料常用的朱砂，也能安神、清热解毒。另外，一些祝由术在施术过程中，还涉及卫生清洁、消毒等防病措施。比如病人要先净身沐浴，而在沐浴过程中，巫师会在浴汤里面加一些香料、中草药。现代医学证实，这些药物对致病性皮肤真菌等有抑制效果，可以起到消炎杀菌、防治传染病的效果。

二是心理作用。最常见的是安慰剂效应。临床上，甲组给药，乙组给外观相同的假药，由同一医生发药，结果乙组有相当一部分也出现药效。巫师也会跟病人说，要他信赖道医，要对治病充满信心，这对治愈疾病至关重要，而这已得到现代医学的验证。

三是偶然性。很多疾病经过正规治疗不能马上见好，需要一定时间才能痊愈，比如感冒、急性痢疾等，通常是一个星期左右。而一些自限性疾病和自愈性疾病，到一定时间会自行痊愈或停止发展。巫师接诊时，通常患者的病程将近结束，所以就会使人认为病愈是由于巫师的医术高明。

祝由"治病"，更可致病

古人除了用祝由术治病，也曾用它来"致病"（称为"偶像祝诅术"）。

《六韬》中曾记载，周武王推翻商朝以后，丁侯没来朝见，周大臣师尚父（传说中的姜子牙）就画了一幅丁侯的画像，朝它射箭，连射 30 天，丁侯竟然真的大病一场。后来丁侯得知了病由，很恐惧，赶紧派人朝见武王，请求作为武王的臣仆。据说师尚父拔去丁侯画像上的箭后，丁侯不治而愈，令诸侯感到十分恐惧，纷纷前来朝贡。

西汉时期发生了 起著名的"巫蛊之祸"事件，前后涉及数万人，而将其推向高潮的是宦官江充与太子刘据的嫌隙。当时汉武帝病倒，江充认为是巫蛊所致，指使一个巫师欺骗汉武帝说："皇宫中大有蛊气，不除之，上疾终不差（病不愈）。"汉武帝听后信以为真，就派江充成立搜查小组，结果江充在宫中挖出了行巫蛊的木偶（其实是江充等预先埋设的）。当时，因为与太子刘据有怨，江充就诬陷太子，说木偶是太子所为，太子十分恐慌，后来杀了江充。江充的党羽则报告汉武帝谎称太子起兵造反，汉武帝命丞相调兵平乱，太子兵败逃亡，后来悬梁自尽，皇后卫子夫也被殃及，自尽而亡。后来，田千秋等人上书为太子申冤，汉武帝才知道太子并无反心，盛怒之下灭了江充三族。小小的巫蛊之术竟然引起巨大的宫廷风波，汉武帝彼时已然成了一个"杯弓蛇影"之人。

东晋时期的大画家顾恺之曾用祝由术来"制裁"不爱他的女子。据《晋书》记载：顾恺之某天见邻家一很好看的女子，心生爱恋，就挑逗她，但女子不从。后来他就画了一幅女子的画像，将一根针钉在了画上女子心窝处。女子竟突然心痛起来，四处求医无效。后来得知是顾恺之作怪，女子父亲向顾恺之求情，他才拔掉了针，女子竟然立刻好了。求爱不成，玩起扎小人的把戏，连顾恺之也未能免俗，足可见当时人们对祝由术的迷信。

像这种事件，历史上还有很多。南朝宋文帝时，女巫严道育等人曾在宫里诅咒文帝，被发现后，被鞭杀焚尸；隋炀帝杨广当太子时曾制作木偶，诬陷四弟杨秀利用巫蛊图谋不轨，使得杨秀被隋文帝杨坚黜免为庶人；元朝时期，一些江湖术士甚至不惜谋杀聪慧少年来"咒取生魂"……

祝由术是我国古老文化中不可忽视的一部分，其背后有深层的文化根基。如今，千奇百怪的祝由术已经消失殆尽，成了民俗和一些乡间人的时代记忆。古人之所以相信其能治病，是缘于对客观世界认知和控制的局限，以及对超自然力量的敬畏。

从现代医学的角度来看，祝由术可以看作是古代的一种心理疗法，对

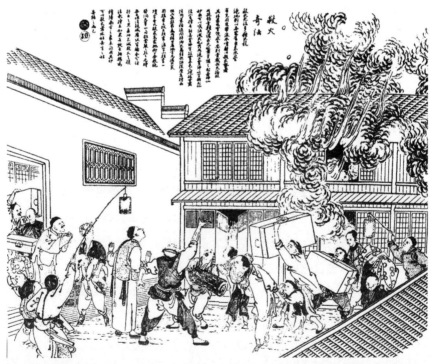

祝由不仅可治病、致病，还可"救火"？《点石斋画报》讲述晚清时某房屋着火，有人用奇术救火，方法是"用鸡蛋三枚，大头画一'温'字，小头画一'琼'字，往火焰最高处抛掷，口念'敷施发润天尊'一句"，再大的火都能烟消焰灭。

一些跟心理因素有关的疾病，有一定的效果。不过，祝由术终究不是科学，而是巫术，难免存在很大的局限性和愚昧性，且很容易成为迷信的根源。

祝由术与我国少数民族

说到祝由术，不能不提我国的少数民族地区，在古代，这是祝由术信仰最广泛的区域。

独龙族的巫师在治病的时候，会在患者屋内点燃青松枝，烟熏屋子，再用燃烧着的松枝在患者周围绕动，同时要念咒语，帮助患者祛病。

苗族的巫师治病时，除了烧纸符、念咒语之外，还会在患者伤口处吐唾沫。

彝族地区，多用念经、杀"五病邪神"治病。巫师先杀一只花公鸡，再做一个草人，还要佩挂用锡纸做的小刀，用来杀"五鬼"。之后把鸡冠血涂在草人头上，然后将它焚烧掉。接着巫师根据不同的疾病念不同的经文。念完以后把一只煮熟的鸡撕碎，四处抛撒，认为这样可以消除鬼神的饥饿，"命令"它们吃饱后走远，不要再来。

广西罗城仫佬族的巫师在给病人治病时，会杀一只公鸡，买两斤猪肉，用来供神。同时，还需要病人的女儿带一筒米和两根线。巫师作完法以后，会用纸盖住米筒，并用线缠住，然后放在祖先神位的楼上。第四天早晨将其取下来，把米煮成饭给病人吃。这种做法叫作"填粮"，病人吃完之后病就会好。

招魂术：
远古心理疗法

跳神治病 / 收惊疗法 /1768 年的中国

妖术大恐慌 / 夜啼符咒

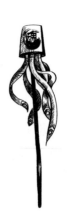

古老的魂魄观

> 孩子呀孩子，波八列，
>
> ……
>
> 你千万别到黑暗中去，
>
> 你千万别害怕鬼魔，
>
> ……
>
> 你手中有金顶针保佑你平安，
>
> 你手中有骨戒指保佑你安全，
>
> 你摇车里有三个小人保护你，
>
> 你摇车里有鼠有鸟保护你，
>
> 孩子呀孩子
>
> ……

这些句子，初听起来很像一首哄孩子入睡的歌谣，但细品其中含义，又感觉不是。其实，这是当代作家迟子建的小说《伪满洲国》里的一段话，是一首萨满除岁跳神治病的歌曲，更确切地说，是萨满招魂时的咒语。

招魂，也叫收惊或消惊，是一种治病消灾的巫术。

为什么招魂能治病呢？这与我国几千年一直秉持的一种信仰有关：人是有灵魂的。

古代经学家孔颖达注疏《左传》时说："附形之灵为魄，附气之神为魂。"附在形体上的灵是人的魄，而附在气上的神是人的魂。其中，魂为天气，阳气，精神；而魄则为地气，阴气，躯体。一个人要想生存，不可能没有魂魄，魂魄是人的本命精神所在。如果魂魄被鬼摄去，"魂不附体"，人就会生病，精神不正常等。反过来，既然灵魂散失可以致人生病，那么相应的治疗方法就是将灵魂再收回来。这就是招魂治病的思想基础。

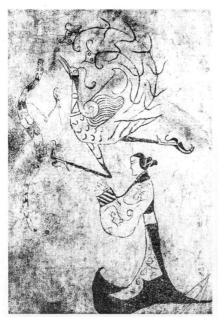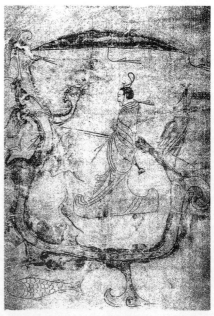

《御龙图》描绘墓主人乘龙升天的情景，《龙凤仕女图》表现的是龙凤引导墓主人的灵魂升天的情景，两者表现的题材基本一致，都体现了古代楚文化的丧葬文化和招魂习俗。

那么，为何叫招魂？《楚辞·招魂序》中说："招者，召也。以手曰招，以言曰召。"意思就是用手"招"的同时，口中会念念有词。伟大的浪漫主义诗人屈原的诗《招魂》，模仿的就是民间的招魂习俗，想通过言辞让魂归来。人死可以招魂，活着也可以招魂，后者通常用在病人身上，以用于儿童更多见。因为人们认为，儿童的身体和魂魄都还没有完全成熟，魂魄"不稳"，最容易出窍，最容易被所谓的邪祟带走。

汉族的魂魄观与招魂仪式

由于我国地域广阔，不同地区的信仰、文化等差异很大，魂魄观和招魂仪式也多种多样。

古代汉族人相信每个人都有三魂七魄（也有说六魄），还给它们起了不同的名字。《云笈七签》中说："夫人有三魂，一名胎光，一名爽灵，一名幽精。"而七魄则分别是尸狗、伏矢、雀阴、吞贼、非毒、除秽、臭肺。它们掌管着人体的不同功能，比如呼吸、心跳、生殖等。一旦魂魄出现问题，人就会得病，严重时甚至可能死亡。

杜甫曾写过一首诗《彭衙行》，诗中提到他的一位孙姓友人替他招魂收舍的事，让他感动不已，诗中写道："故人有孙宰，高义薄曾云。延客已曛黑，张灯启重门。暖汤濯我足，剪纸招我魂。"其中的剪纸，就是把纸剪成钱状，悬魂幡来招魂或迎神。

清朝的著名诗人袁枚更是声称自己曾亲身经历了离魂的奇妙事件，并记录在《子不语·随园琐记》里：有一天，袁枚得了重病，发高烧，下不了床，只能躺在床上。他感觉自己的床上还有六七个人。好在袁枚胆大，并不怕他们。他自己不想出声，想一个人静静地躺着休息，奈何那几个人总是发出呻吟声，扰人清静。后来等到高烧慢慢退去，他感觉床上的人也逐渐变少；病愈之后，他感觉那些人全都消失了。而在他看来，床上的那些人是他的魂魄。

关于古人的魂魄观，一个非常有名的事件就是发生在 1768 年乾隆年间的"妖术大恐慌"。汉学家孔飞力在《叫魂：1768 年的中国妖术大恐慌》中对此进行过梳理和分析。据称，当时一些人认为术士通过作法于受害者的名字、毛发或衣物之上，就能使这个人发病，甚至死去，并偷取他的灵魂精气，使之为自己服务。这件事从一开始的偶然事件，最后发展成影响全国 12 个省份的大事件，导致上万人死亡。上自帝王，下至农夫，均受波及。虽然这起事件的政治性强于文化性和医学性，但也从侧面反映出人们受古老魂魄观的影响之深。

对现代人来说，汉族地区的招魂治病习俗已经很少，在一些经济落后的地区或许还存在。那么，招魂治病有何仪式或要求呢？

如果没有专业法师，通常孩子"掉魂"后，多由家里的女性亲属来招魂，最好是孩子的母亲。因为孩子通常跟着母亲，对母亲的声音最熟悉，也最感到亲切，所以人们认为母亲招魂最容易奏效。招魂时，通常会用到一些特殊的道具，比如小物件，也可能是食材、药材等，不同地区有不同的模式。比如这样操作：准备一只碗、一块红布，碗里装满小米（黄米），用红布盖好、扎好，倒扣过来，在受惊吓的孩子（睡着以后）身上按顺时针方向慢慢转动，同时还要念孩子的名字。顺时针转三圈以后，再逆时针转三圈。把碗正过来，会发现里面的米减少，比如留下小坑等（各地有不

冲犯土煞	牲畜所惊	世人惊吓	家神作怪	男邪神缠身	女邪神缠身
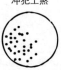					

收惊疗法不仅在我国传统民俗医疗体系中有着重要的地位，也曾是侗族传统社会的主要医疗方式之一。上图所展示的就是魂米"形状"与受惊原因之间的对应关系图，该仪式有一定的流程，并由特殊的人来主持。（参考赵巧艳：《侗族灵魂信仰与收惊疗法：一项关于 B 村的医学人类学考察》）

同说法）。选择小米也有说法，因为小米是黄色，象征金子；而大米是白色，象征银子。金子自然比银子珍贵，所以一般不选大米。留下米坑以后，说明"偷魂"的邪灵拿走了金子，孩子的灵魂就会回来，不久就会康复。如此看来，好像更像是"有钱能使磨推鬼"。

如果孩子发生车祸或意外，受到惊吓，精神萎靡，看医生一时好不了，父母可能会带孩子到车祸或事故现场，喊孩子的名字，再说一些咒语，然后把孩子带回家。回家路上不要回头，回到家好好睡一觉。据说孩子醒来的时候就能有所好转，令人感到很神奇。

通常，用招魂来治疗的儿童的病还挺多，如食欲不好、夜哭、腹泻、哭闹不停等。当然，并非孩子一生病就招魂，通常是身体有异常症状，吃药、输液等都没效果，家人才会选择这一招。

如果孩子久病不愈或得了重病，就要请专门的巫师，就像前面讲到的那个案例一样。

少数民族的魂魄观与招魂仪式

与汉族不同的是，哈尼族认为人从一生下来就有 12 个魂，而且这 12 个魂各司其职，会影响人体的安危、健康、福祸。第一魂叫主魂，是魂中最重要的；接着是第二魂、次魂、大副……一直到第十二魂，叫末魂，是非常小的魂。虽然有大小之分，但这 12 个魂缺一不可。它们按次序排位，守护着人体。如果某一个魂离开了人体，即"掉魂"，那么人就要生病，比如萎靡不振，精神恍惚，甚至卧床不起；如果主魂离散，那么人就要离世。被摄走的魂叫"德么苏拉枯"，其中"德"指活人，"么"是看见的意思，"苏拉枯"即叫魂。

哈尼族招魂治病，需要请专门的祭师，名为"莫批"，是哈尼族自然宗教的神职人员。祭师会先念咒语，一般人听不懂。念咒语时，祭师口吐白沫，痛骂鬼不守鬼规，摄走人魂，然后勒令鬼尽早把魂放回，奉劝鬼不要纠缠人，人也不会去找鬼。念完咒语，病人家属要送一碗饭到十字路口给饿鬼吃，哈尼族称其为"禾来哈"。送饭人跨出门时，要有人紧随其后，在门外用水把一截燃着的柴火浇灭，哈尼语称此法为"灭俗俗"，他们认为鬼怕见火，这样做，鬼就不敢靠近人身了。而饭碗里盛的东西也是有讲究的，除了当天吃剩的饭菜，棉线和生姜必不可少。送饭时，要将饭碗朝病人身旁移动两三下，让他在地上吐一口痰，送饭人要赶快把饭送出去，把饭碗丢在十字路口。

如果被叫魂的人仍然不好，就要请祭师去路口叫魂。祭师会带领被叫魂者及其家属（人数由祭师定），带上一只公鸡（通常用红公鸡或白公鸡，根据情况来定）、糯米、鸡蛋及酒水等。到了路口之后，架设锅桩石和篾桌，摆上盐碟和生米、鸡蛋、碗筷等，让病人拿着活鸡向篾桌磕三个头，同时祭师坐在桌边念驱鬼招魂经。之后祭师操刀宰鸡，一刀见血，然后把鸡处理好，跟鸡血、鸡蛋和糯米一起煮。煮熟以后，把熟鸡放在篾桌上，祭师再念一遍经，病人再磕三个头，算是仪式完毕。然后就地把鸡肉吃个精光，剩菜也不能带回家。回家路上，病人的手背在背后，拿少许野姜叶和红泡刺等避邪物走在前面，千万不能回头，也不能说话，尽快到家，再把辟邪物挂在门上，然后在家安心养病，直到康复。

苗族和彝族是我国招魂活动最丰富的两个民族。这两个民族在历史上长期信仰巫术，鬼灵观念比其他民族都要强，很重视人体的魂魄，继而发展出了一些招魂活动。

贵州苗族不论男女老少，跌倒、受到惊吓、生病等，都会招魂。他们认为，魂落了以后会归宿"东方"，那是他们的祖先曾经居住的地方。招魂必须在魂达到归宿地前进行，否则时间一长就很难招回。通常需要请鬼师。苗族招魂的一大特色是，招魂需要用公鸭，因为它能凫水，可以用来载魂；也有可能是因为鸭子认窠，无论跑出去多远，都能找回原来的窝；而且鸭子是夜视动物，晚上也能看见东西，且水陆行走都没有问题——所以鸭子被赋予了巫术的功能。在招魂过程中，鬼师要唱招魂歌，举行一些特殊仪式，还需要用病人的衣物来收魂等。

西双版纳的傣族同样非常信仰原始宗教，招魂治病样式也是丰富多样，细分下来据说有81种招魂术，其中还包括给动物招魂。给人招魂有"唤欢龙"（招大魂）、"唤欢囡"（招小魂）、"菲欢"（换魂）和"唤欢南朗"（招黑姑娘魂）四大类。比如，人们先准备一段竹竿，在一头扎上几片芭蕉叶，象征箭；再在竹竿上凿四个孔，在四个孔里面分别放入水、沙子（象征房子）、米和稻谷。巫师在为病人招魂之前，会先把这四件东西送到村外，代表用弓箭把这些东西送给"灵鬼"，请他们把病人的灵魂放回来。

而云南普米族也有属于自己的招魂习俗，对不同的疾病也有不一样的方式。比如巫师在为孕妇治病时，会削个木人代替，木人挺个大肚子，再将木人埋在地下，然后念咒、招魂，再把木偶挖出来，丢到村外。这样一来，木人就会将孕妇的疾病带走。如果治女性月经不调，就在木人女阴部位涂上血色。

再比如，彝族的招魂习俗曾经也很盛行，有的还受到了汉族的影响，比如到野外树下招魂等。

招魂：心理创伤修复

其实仔细分析一下，招魂在某种程度上跟今天的催眠疗法或心理疗法有一定的相似之处，很可能是一种心理创伤的修复方式。一个人（尤其是儿童）受到心理创伤后，如果没有及时得到安抚和治疗，可能会影响他们的情绪和心理，继而导致身体出问题。请人招魂，无疑会让他们感觉到自

小孩招魂有诀窍

招魂时一般会用到符咒，这在祝由术一节已经提过，符咒治病的依据多是人们对语言的神秘崇拜。广西城乡地区壮族人治疗孩子夜啼时，会在符咒上写上："天皇皇，帝皇皇，我家有个小哭王，路人行过念一念，一觉睡到大天光。"然后把符咒丢在路口，也可以贴在路边的树木、电线杆、墙上等，他们认为只要路人念一念符咒上的字，孩子的夜啼很快就会好。普米族的母亲为孩子招魂时，则会念道："孩子回来吧，家里有肉吃，有酥油茶喝，还有瓜子、蜂蜜，你不要在外面乱跑了。"再比如汉族一些地区则会喊："某某儿啊，你的三魂、七魄，跟娘回家吧！某某你回来吧！"不一而足。

小儿夜啼符咒，将此符咒贴在儿童脚心，男童贴左脚，女童贴右脚。

己受到了关注和照料，心理上得到了慰藉，这对精神和身体健康恢复很有好处，现在的医学研究也已经证实了这一点。这可能是招魂有时能起效的一个原因。

不过总的来说，人们用招魂来治病并非真的因为它有多大的医治功能，也并非它真能"驱鬼收魂"，而是其背后有着一定的文化（甚至宗教）信仰和医学心理学基础，只是因为古人没有科学理性的认识，便将其归之于"神灵"。对此，伟大的恩格斯曾有精辟的理论："在远古时代，人们还完全不知道身体的构造，并且受梦中景象的影响，于是就产生了一种观念，他们的思维和感觉不是他们身体的活动，而是一种独特的、寓于这个身体之中而在人死亡时就离开身体的灵魂活动。从这个时候起，人们不得不思考这种灵魂对外部世界的联系，既然灵魂在人死时离开肉体而继续活着，那么就没有任何理由去设想它本身还会死亡，这样就产生了灵魂不死的观念。"在这种"灵魂不死"的观念下，人们通过招魂祛病消灾，甚至想以此让死者起死回生。

由此看来，招魂治病可以看作我国原始灵魂观的一种遗留，也可以看作医学为时代所局限的一个侧面。

相医术：看脸知病

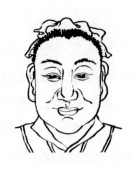

张仲景之窥 / 相由心生 /《疾病生死秘诀歌》/ "阴阳人"和"五行人"理论 / 中医与相术

张仲景之窥

王粲，三国时期有名的记忆达人，自小就有才学。17 岁到长安时，当时著名的学者、文坛领袖蔡邕第一次见到他就自叹不如。后来王粲加入曹操阵营，文学成就位居"建安七子"之首。不过，也许他样貌真的与众不同，在 20 多岁时，被医学大师张仲景撞见后，张仲景就从他的脸上窥出了不祥之兆。

王粲 20 多岁时，在荆州襄阳做官，据说当时他因为不被上层重用，内心一直郁郁不平，一脸沮丧。张仲景一见到他，就看出不妙，对他说："你身体已经有病了，等你 40 岁的时候，眉毛会脱落，再过半年就会死。但服用五石汤就可以避免。"

俗话说，良言一句三冬暖。不过王粲对张仲景的良言完全没当回事，也没有喝五石汤。三天后，张仲景又见到他，问他喝药了没，王粲撒谎说自己喝了。但是他骗不了张仲景，张仲景一眼就看出来他没喝，继续劝解道："你为什么这么不爱惜身体呢？"王粲无言以对，但之后也没听张仲景的。

据记载，20 年后，王粲果然眉毛开始脱落，187 天后果然死亡，真应了张仲景当年所说的话。这件事后来还被记录在《针灸甲乙经》的序言中。

当然，这个故事有很浓重的玄学神秘色彩，我们不能过于相信。即便是再优秀的医生，也不可能一眼就判断出一个人 20 年后的健康状况，甚至生死。或许，记录这件事的人是听的别人的转述，而最后的预言又准确，就记录了下来，但难免有夸张不实的成分。据说当时《华佗传》中还曾预测一个人三天后、五天后、三年后，或者十年后的死亡，这种预测人生老病死的事情，很可能是当时的一种风气。

《针灸甲乙经》序中关于王粲与张仲景的故事，张仲景观王粲面相预测其疾病。

相医术：相术的分支

实际上，通过看一个人的脸，就能知道这个人得了何种病，或者就能知道这个人何时会生病，哪个器官出了问题，或者何时会死亡……如此"神威"的诊断方法，在我国有很久远的历史。不仅如此，它还很有条理，有系统性的理论和鉴别方法，前前后后绵延了千百年，而它，就是相医术——相术的一个分支。

相术不仅跟华夏文明的起源一脉相承，有时还影响历史的走向、朝代的更替及社会的变化，因此不可小觑。在黄帝大战蚩尤、刘邦斩蛇起义，以及朱棣定都北京等历史事件中，相术都起了举重若轻的作用。往小了说，古人看天气、何时结婚生子、起什么名字等，都要用到相术。而中医跟相术也是同源。

相术最早可追溯到三皇五帝时期。汉朝的礼学家戴德在《大戴礼记》中就写过："昔尧取人以状，舜取人以色，禹取人以言。"尧、舜、禹三个远古时期的帝王通过人的"状""色""言"来判断一个人的好坏，这即是最早的相术了。

相术，也叫相人术，是我国古代术数的一种，最常听到的是面相和手相，如我们常听人说"相由心生"，某人面相好或不好，都能显示出这个人的品性；当然还有通过看身上的痣来预测健康的。而术数除了相术，还有风水、奇门遁甲、紫微斗数等，这些都是我国古代流传下来的。而相医术可以简单理解为建立在面相基础上的医术。

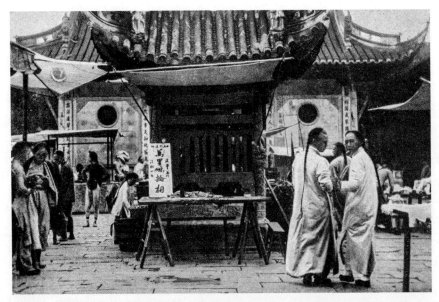

晚清时给人看相的卦摊，一般设于寺庙前。

看脸识病：神秘的"气"

相医术的奥秘在哪儿呢？奥秘即在一个人的"气"，通过观察一个人的"气"来判断其健康与否。比如懂相医术的人看到一个人嘴四周有白色旋绕，会认为这个人命不久矣；如果一个人双眼下好像有尘土一样，还出现黑气，那这个人可能会在一年内死去。

如何通过一个人的脸判断这个人得了何种病？我们先来看下面几句歌诀：

> 何知此人病在心？两眉锁皱山根细，气色青黑暗三阳，心痛心忧愁郁际。
>
> 何知此人病在肝？两眼睛红颈筋粗，气色干燥金伤木，定然束怒气嘈嘈。
>
> 何知此人病在脾？满面青黄瘦不支，神衰唇白难运食，成湿成痰定必宜。
>
> 何知此人病在肺？颧红肺火颧黑寒，血咳吐血殊哮喘，寒热两关颧上看。
>
> 何知此人病在肾？耳黑额黑面乌暗，补水制火节欲心，眼睛昏暗房劳禁。
>
> ……

这几句话来自一首《疾病生死秘诀歌》。这首诗歌内容很好理解，其实就是"凭脸看病"，来判断这个人是心病、肝病，还是肾脏有问题。

拿"病在肝"来说，在懂相医术的人看来，肝有病的人，通常两眼发红，脖子上的青筋很明显，脸上气色很差，而且这种人容易发怒。再比如"病在肾"的人，会表现出耳朵、额头、脸部发黑，眼睛昏花等症状。诸

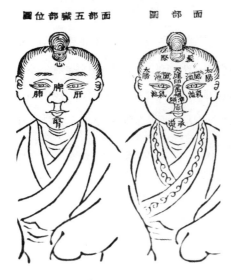

面部五脏对应部位图

如此类，不再赘述。

这种理论到底有没有科学依据呢？

即使没上过专业医学课，也应该知道，一个人的身体内部发生变化，在一定程度上会通过身体外表表现出来，还会出现心理变化和精神波动。比如，女性如果雄性激素分泌过多，就会有男性化的体征出现——体毛多、声音粗等；相对地，男性体内的雌激素分泌过多，就会有女性化的体征出现——体毛少、乳房突出等。再者，一个人的血液中如果缺乏铁元素，那这个人就会出现缺铁的症状，比如头晕、头痛、面色苍白、身体乏力等，时间久了还可能出现更严重的症状。这些是生理上的改变。心理上也一样，一个人如果压力过大，时间一长，很可能就会表现得急躁，出现失眠、精神不集中的症状，还会进一步影响身体状态：眼神涣散、出黑眼圈、皮肤长痘等。

相医术正是抓住了这一点，在历史上有了一定的地位和影响力。它其实是相术和医术相互促进和影响的结果。而中医"四诊"中的望诊，既有相术的基础，也有巫术的色彩和意味。古代很多医生通过望诊来初步诊断病人的健康状况。当然有的就很夸张，比如战国时期的名医文挚。

距今2200多年的战国时期，当时的名医文挚有一次诊治一个很奇怪的病人——宋国大夫龙叔。龙叔说，他对别人的夸奖不感兴趣，对别人的斥责也不在乎；有了好东西，也高兴不起来，丢了东西也不担心。他觉得自己活着就像个死人似的，看别人是猪，看自己也一样。对当时的国君不想侍奉，对家人朋友也没有热情。

文挚听完想了想，让龙叔背着光站立，他走到龙叔的背后看了看，然后对龙叔说：我看到你的心了，你的心里虚空平静，简直是个大圣人，而且你的心有六个孔，它们是相通的，但只有一个不通，你现在觉得自己病了，可能是这个缘故，我无能为力。

通过看背影就能看到一个人的内脏，还能看出有几个孔，其实是对望诊的夸大而已，不足为信。

"阴阳人"和"五行人"理论

《黄帝内经》有个很有趣的理论："五色五脏"理论，具体来说就是：青色对应着人体的肝，红色对应着心，白色对应着肺，黄色对应着脾，黑色对应着肾。这个理论到现在还在沿用，可见它的影响力之强大。只不过，现代很多学者认为，这样的观念融合了巫术和同类相感，外加谶纬学（一种用来占验预测的方法）的理论，虽然不能说完全没有事实依据，但整个理论还是显得很随意。

我国很多传统文化都离不开阴阳五行，相医术也一样。它以人的肤色为主，再结合人的体形体态、秉性气质，将人分成不同的类型，最常见的就是阴阳体系和五行体系等。

阴阳体系将人分成太阴型人、少阴型人、阴阳和平型人、太阳型人和少阳型人五类。至于靠谱不靠谱，还

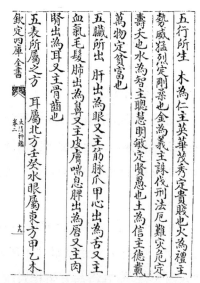

《太清神鉴·卷二》对"五行所生""五脏所出"进行了详细解释。

得到实践中去观察。当然每个人不可能只有一面，大多数人都是混合型。如何快速分辨这几种人呢？

太阴型人，用一句话形容就是"老狐狸"。据说这类人阴血重浊，阴阳不和，表面看起来谦虚正经，内心城府很深，喜怒不形于色；他们的面色经常阴沉暗黑，双目爱往下看，体形比较长，却经常卑躬屈膝，膝盖弯曲，好像不能直立一般，但跟佝偻病又不一样。

少阴型人，简单来说就是"小心眼，爱玩阴的"。这种人胃小肠大，体内内脏器官的功能不协调。给他们治病要小心，不然容易导致他们血亏，气也容易损伤。这种人据说爱贪小便宜，常想害别人，幸灾乐祸，对人冷血。但这种人很容易给人以假象，因为他们外表看起来很清高，实际上常干一些鬼鬼祟祟、偷偷摸摸的事；另外他们站着的时候容易躁动不安，走起来好像也不能直立。

阴阳和平型人，是最为理想的一类人。这种人心境安宁，无所畏惧，不贪不争，能以德服人。外表看起来比较从容稳重，举止大方，品行端正，乐观开朗，作风光明磊落等。这简直是完美男人或完美女人的标杆。

太阳型人，用现在的话来形容就是：直男般的自傲。他们通常过于自信，好意气用事，爱说空话、大话，好高骛远。外表看起来挺胸凸肚，身躯向后反张而两膝曲折。

最后一种少阳型人，可以理解为"冷血动物"。他们站立时爱仰着头，走路时容易摇晃，两条胳膊常常倒背在背后。他们处事比较谨慎，看重得失，对亲属比较冷淡，喜欢与外人交往。他们很有自尊心，爱慕虚荣，善于交际。

五行体系的人相对而言就更容易理解了。五行指的是木、火、土、金、水，五行人分别就是"木形人""火形人""土形人""金形人"和"水形人"。而五行与五色相对应，对应法则是：木对应青色，火对应红色，土对应黄色，金对应白色，水对应黑色。所以，五行人的肤色也与五色相对。

通常来说，木形人的皮肤发青，头小脸长，肩背宽，身体直挺，手脚纤小。这类人通常比较聪明，有心机，但体力弱，多忧劳，林黛玉就是典型的木形人。据说这类人的肝胆、筋骨和四肢很容易出问题。

火形人的肤色发红，容易露牙齿，头、脸、脚都瘦小，肩背、髀腹匀称，他们走起路来很急，还会摇晃。优点是有气魄，不重财，敏锐；缺点是急躁。符合这些特点的非《西游记》中的孙悟空莫属。这类人要注意心脏、小肠和循环系统。

土形人肤色偏黄，脸圆头大，肩背丰满，腿很健壮，手脚小，但肌肉丰满，这类人心神安定，与人相处较好，适合体育运动，比如《三国演义》里的张飞。就疾病来说，土形人容易出现脾胃和肠道问题。

金形人肤色偏白，脸方头小，肩背、肚子和手脚都小，但行动轻快，禀性廉洁；代表人物如三国时期的诸葛亮。这类人通常是肺、大肠和呼吸系统容易出问题。

水形人通常肤色发黑，皱纹比较多，头大肩膀小，四肢经常动来动去，走路摇晃。这类人对他人既不恭敬也不畏惧，而且善于欺骗。魏武帝曹操属于这类人。水形人要注意肾脏和膀胱的健康。

当然相医术的"神奇之处"远不止于此，还有其他的一些在现代人看起来很"玄妙"的理念。比如女性生男孩还是女孩，可以从她的形象气色中看出来：阳气足容易生男孩，阴气多就容易生女孩；还有一句比较经典的话，叫"男抱母，女背母"，也是判别胎儿性别的方法——如果孕妇腹部呈现"抱"的形态（腹部向前突出，像在腹前抱东西），那么生男孩的概率大；如果孕妇腹部出现"背"的形态（腹部突出不明显，腹后和两侧较宽，像在腹部背东西），则生女孩的概率大。

再比如，女性如果乳头大而黑，生孩子就多，乳头小而白容易生不出孩子；腰细的女性通常不容易生孩子；嘴唇上纹多的，孩子也多；人中部位有纹的女性，容易难产……诸如此类比较玄幻的说法还有很多，不一而足。

中医和相术同源而生，后来分成了不同的系统，但两者一直相互包含，相互联系：中医中有一定的相术成分，未能褪去一些唯心和神秘色彩；相术中也少不了中医的内容，以此来观人气色，诊断疾病生死。只不过，在这种联系中，中医更多的是必然性和合理性，而相术虽然暗含一定的医学原理，但相对而言，在必然性和合理性方面则逊色得多，有时过于牵强和扭曲，这也是很多人认为相术是迷信的根源。作为现代人，对于相医术甚或相术，科学合理的做法应该是去芜存菁、披沙拣金。

专题：
心跳迷思

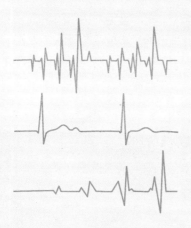

心跳，生命存续最重要的体征之一，对每个人而言至关重要。而它的创造者——位于人体胸腔之内，如自身拳头一般大小的心脏，在一刻不停地跳动。它的跳动从我们还是胚胎之时起就已开始，不知疲倦地跳动人的一生。

如此重要的器官、如此重要的生命体征，医生应该再清楚不过了，而事实却是：在我国古代，竟然没有一个医生真正地阐述过心跳，无论是扁鹊、张仲景，还是孙思邈、李时珍。在古代医书典籍中，我们找不到任何关于现代医学意义上的心动的系统说明和讨论。"心跳"这一人体最基本、最明显的生理现象之一，被古代所有医生忽略了。

为何会如此？难道是因为古人确实无法解释，所以索性不说，还是有其他隐情？现代很多研究古医学的专家都曾发出这样的疑问。

被忽视还是被错认

实际上，我国古代很多医学书对心脏的功能及病变有过很多介绍，比如最早的医学典籍《黄帝内经》中就写道："心者，君主之官也，神明出焉。"心，你是至高无上的君主，神明是从你这来的。以及："心者，生之本，神之变也。"心，你是生命的根本，是神智的居所。但始终未提心跳。

再比如："心小则安，邪弗能伤，易伤以优，心大则忧，不能伤，易伤于邪。心高，则满于肺中，悦而善忘，心难开以言；心下，则藏外，易伤于寒，易恐以言。心坚，则藏安守固；心脆，则善病消瘅热中。心端正，则和利难伤；心偏倾则操持不一，无守司也。"心脏小了不行，心脏大了不行，心脏位置高了不行，低了也不行，而只有"端正"才不会受到伤害。说了那么多，同样未提心跳。

而宋慈的《洗冤集录》提到的"救死方"依据的生命指征是呼吸与体温："若心下温，一日以上犹可救"，"口噤，有微气者"，"但须心头温暖，虽经日亦可救"，"若肉未冷"等，同样忽略了心跳。

古代医生难道连心跳这么明显的体征都看不出来？医生当然能觉察到这个现象，但是他们对它的认知，与现代医学有着很大的偏差。

古人曾认为"心之官则思"，即心是思维的器官，是用来思考的，而不是现代认为的大脑主管思维；而且只有思考才能"获得"心，不思考便不能"获得"。《孟子·告子上》里就写道："心之官则思，思则得之，不思则不得也。"这种对心脏"官能"的普遍认识，导致他们认为"君主之官"的心脏不可能一直跳动，只有危险来临时才会出现征兆性的"心动"，也就是心前区的跳动，在古人看来，心脏并非主动"跳"出来，而是在被动刺激下才会动。

古代很多医书一直都在强调"心主身之血脉"等论点，即"心"主宰着一个人的血脉，这其实是建立在古代五行学说的基础之上的。跟这句话一同出现的还有"肺主身之皮毛"（肺主宰人的皮肤毛发），"肝主身之筋膜"（肝主宰人的

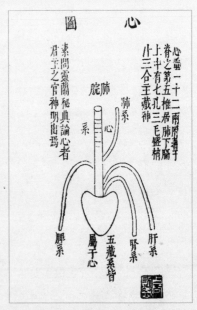

《三才图会》所绘心图——"心重一十二两……中有七孔、三毛，盛精汁三合，主藏神。"

筋和膜），"脾主身之肌肉"（脾主宰人的肌肉），"肾主身之骨髓"（肾主宰人的骨骼）等，这些说法并不具有现代生理学上的意义。

那么，对心脏跳动的忽视，会带来什么样的后果呢？举例说明，假如一个人出现猝死征兆，需要急救，古人只知观察这个人的呼吸和体温，而不会关注心脏跳动。历史上的名医扁鹊也免不了陷入这样的医疗误区。

在诊断东周虢太子"尸厥"时，扁鹊认为太子是"昏厥"，但当时有人不相信他的医术："宫里的太医都治了一上午还没治好，你能有什么作为？"扁鹊听了心里很难过，长叹一声："你不相信我没关系，你可以试着去诊断，用耳朵听听太子的鼻息，摸摸太子的大腿，应该还是温的。"后来宫里人一查，果然像扁鹊所说，连忙将扁鹊请到宫里，对太子施行救治。

古人说的"心动"是什么？

如果不是"心脏"在跳，那心前区的搏动究竟是哪个器官造成的？古时的答案是胃之大络，即由胃腑直接分出的大络脉。

《黄帝内经·素问》中说道："胃之大络，名曰虚里，贯膈络肺，出于左乳下，其动应衣，脉宗气也。盛喘数绝者，则病在中；结而横，有积矣；绝不至曰死。乳之下其动应衣，宗气泄也。"胃经的大络，叫作虚里，始于左乳下，在上络于肺，其脉搏动应该是脉的宗气。如果跳得极快，说明病在膻中；若跳动时止，位置发生横移的，说明体内有积块；如果不跳了，人很快就会死亡。另外，如果左乳下虚里处脉搏跳动剧烈到让衣服振动，则代表宗气（胸气）外泄了。

古人自然是知道"心脏"跳动的重要性的，"绝不至"者预示着死亡的来临。但他们始终未想到跳动的是心脏，而坚持认为是胃，因为胃靠消化和吸收获得了力量，继而"跳动"。

那么古人认为真正的"心动"是什么？《史记·高祖本纪》中记载："高祖之东垣，过柏人，赵相贯高等谋弑高祖，高祖心动，因不留。"汉高祖去东垣的途中，经过了柏人（今河北柏乡县西南）这个地方。当时赵国的相国贯高等人要谋杀汉高祖，就藏在柏人行馆的夹壁墙里。汉高祖感觉"心动"异常，得知所在的地方叫柏人后，感觉不吉利（"柏人"是"迫人"的谐音），因而没有在柏人停留，逃过一劫。很显然，这里记载的"心动"，不是指的心跳。

在我国古代医学中，心脏虽然是"君主之官"，但只能解释人的精神活动；而气血生成与运行等生理活动，人们则将其归功于"胃"："五脏者，皆禀气于胃，胃者，五脏之本也。""人以水谷为本，故人绝水谷则死，脉无胃气亦死。"胃是五脏的根本，没有脉象，胃气也将消失。胃成了人体内循环体系的中心、司令部——"谷始入于胃，其精微者，先出于胃之两焦，以溉五脏，别出两行，营卫之道。"不过，这个内循环并不是现代医学、生理学上讲的血液循环系统，它是中医经络学说体系的循环模式。

古代医学对心跳缺乏正确认识，还包括不了解心跳与脉搏的联系。现在我们都知道，心脏不跳，人也就没有脉搏，心跳和脉搏是同时进行的。古人并未意识到全身的脉搏跳动必然是一致的，所以出现了"诊右脉沉而紧，左脉浮而迟"的说法，认为左侧脉跟右侧脉跳动不一样。事实上，左手的脉象当然跟右手的脉象不会有明显偏差。还有医书说："左右齐诊，而脉动应于医之手。左右动数不齐者，死之兆也"，就是将脉搏跳动孤立来看的。也就是说，中国传统医学视"脉动"与心跳毫无关联，其着眼点局限在了"脉动"本身。

古人之所以把心跳如此显著的体征误认为是胃之大络的演绎，究其原因在于对人体脏腑的认知是建立在以往的理论认知和文献参考之上，其中还涉及五行理论等，然后进行推演，缺乏真正的解剖等临床实证验证，它其实更多的是一种理论构想，因此难免跟实际情况多有出入。

西方医学对心跳的理解

不只中医，对心跳的原理，西方医学也要到 19 世纪末才开始弄明白。当时许多科学家曾经做了很多探索，付出了辛勤的劳动。他们发现右心房上腔静脉入口处的肌肉有一小块梭形的特殊组织，就给它起名叫窦房结。一位学者在心房和心室之间找到了一块比窦房结小一半，但结构和窦房结相似的组织——房室结。一位叫浦肯野（Purkinje）的神经学家发现了房室结和心室肌肉之间的联系"道路"，这些"道路"看上去很像心肌纤维，但功能大不同。他就把这些称为浦肯野纤维。后来，心脏跳动的秘密才终于水落石出。

窦房结是心跳的发源地、司令部。每隔一段时间，它会产生一次很微弱的电流，然后发出去，沿着心房的肌肉向四周扩散到房室结，再一直传到每一条心肌，引发整个心脏收缩。窦房结发出的电流虽然十分微弱，但还能传导到人体表面，不过需要特殊敏感的仪器才能测到，即测定心电图的仪器。

而房室结和浦肯野纤维是传导心房结产生电流的下属机构，只起导电作用。当窦房结病变时，房室结可以代替它，也能建立以它为主导的心脏跳动，还能维持心脏跳动，但是由于能力比较弱，有时可能满足不了人体的正常需求。

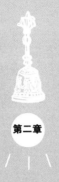

第二章

药疗与食疗

药酒：
无知无畏下的乱饮滥用

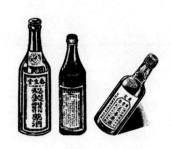

"雪上一枝蒿" / 鸡屎白入酒 /《捕蛇
者说》/ 李煜与"牵机药酒"

乌头碱的毒性强于砒霜

2018 年 5 月 3 日，重庆某地区一 R 姓居民为庆祝自己的生日，在酒店摆了 5 桌酒席，宴请前来祝寿的亲朋好友。寒暄问候之际，各色美味也陆续上桌，在其乐融融的氛围下，人们食欲大振。如此高兴的时刻，怎能少了酒助兴？ R 先生拿出自制的药酒"雪上一枝蒿"，庆祝这一美好的时刻。只是，觥筹交错之时，酒桌上的人却出现了异样，开始莫名呕吐。很快，呕吐的人变多，大家赶紧拨打急救电话，15 个喝了药酒的客人被送到医院抢救。经医生全力救治后，6 人病情相对稳定，4 人入重症监护室继续抢救，剩下的 5 人则永远地离开了世界，其中包括"寿星" R 先生。

好好的生日宴变成了一场悲剧。问题到底出在哪里？悲剧的根源就在那瓶含有中药"雪上一枝蒿"的药酒。"雪上一枝蒿"产自云南，是短柄乌头的干燥块根，有剧毒，毒性来自里面所含的乌头碱成分。

乌头碱的毒性比"杀人利器"砒霜大多了，通常只需要 0.2 毫克就能致人中毒，3 ~ 5 毫克即能致死。而众所周知的"毒界宠儿"砒霜，致死量在 100 ~ 200 毫克，相比之下真是逊色太多了。

R 先生是因为无知而不幸丧命吗？其实，"雪上一枝蒿"在四川民间被广泛使用，作为治疗跌打损伤、风湿红肿的止痛药，内服、外搽都有很好的疗效。但它的毒性也很大，使用得宜可治病，使用失当则有害，误服或服用过量还有可能导致中毒死亡。

但是，R 先生的悲剧并非个例，类似误服"雪上一枝蒿"药酒致人死亡的事件也不止一起，但总有人敢冒风险，无知无畏，迷恋用药酒来强身健体。为什么人们如此执着自制药酒呢？答案很显然——为了治病养生或延年益寿。只是，治病、养生的方法那么多，为什么偏偏钟爱泡酒这一个？

这不得不从久远的古代说起。

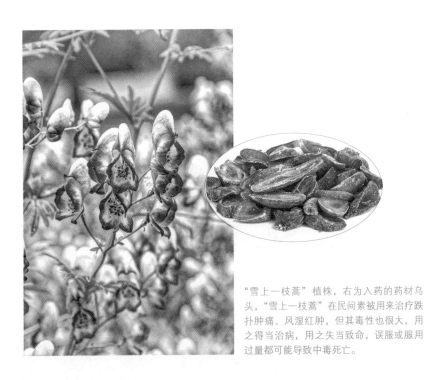

"雪上一枝蒿"植株，右为入药的药材乌头，"雪上一枝蒿"在民间素被用来治疗跌扑肿痛、风湿红肿，但其毒性也很大，用之得当治病，用之失当致命，误服或服用过量都可能导致中毒死亡。

医源于酒

在我国医学发展史上，有"医源于酒"的说法。这从"医"的繁体字就能看出端倪。医，古时写作"醫"，左上角的"医"表示外部创作，"殳"表示用按摩热敷、针刺来治病，下面的"酉"即是酒，其甲骨文写法很像一个尖底大肚的酒坛。《说文解字》中说："酉，酒也，八月黍成，可为酎酒。"而关于"醫"，《说文解字》解释说："醫，治病工也……得酒而使……"可见，上古时期的医生已经知道在治病的时候借助酒力，使药物发挥疗效，而"医源于酒"这个说法也就不难理解了。

酒跟医算得上是"青梅竹马"，有着不浅的缘分。《神农本草经》中明确记载用酒制药材以治病。《黄帝内经》有"汤液醪醴论篇"，"汤液"即现在之中药汤煎剂，而"醪醴"即药酒。《汉书·食货志》中说："酒，百药之长"，更加肯定了酒与中国传统医学之间长远而密切的联系以及药酒文化的源远流长。

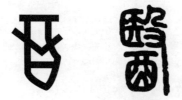

酉的甲骨文字形是在一个大缸⛛中间加一横，指事符号⛛表示缸里有液体、酒汁，
⛛像伸进酒坛、过滤酒糟的酒篓。右为"医"的繁体字。

"医"本来不是治病的，而与军事有关

看到"医"这个字，恐怕认识它的人，不是想到医学，就是想到医生，不会有其他想法。但实际上，它的本来面目跟现在我们理解的相差很远。

医的本义是盛箭的袋囊，许慎在《说文解字》中说："医，盛弓弩矢器也。"医是个会意字，外面一个"匸"，里面一个"矢"。匸，"有所挟藏，言其中可以藏物也"，就是藏东西的。而"矢"在古代是箭的意思，象征武力，所以"医"的本义是将箭矢及弓弩放置在袋囊中。古时候有"兵不解医"的说法，意思就是士兵们把装弓箭等武器的袋子挂在身上，意味着随时准备投入战斗。所以说，"医"，原本与军事有关，而不是治病的意思。

鸡屎白泡酒，有点味道

然而，在千余年的医疗实践中，药酒的发展之路却不免有些崎岖。

不妨来见证一次"史诗级"的问诊现场：古时有一人，觉得腹部鼓胀，面色发黄，三餐不定，早晨吃了饭晚上就不想再吃。他赶紧问医生这是怎么回事儿，该怎么办。医生看完病后，对这个病人说他得了"鼓胀病"（类似现在的肝硬化腹水），接着开出药方：干净的鸡屎白晒干，然后炒到发黄；取一两，米酒三碗，一起煎药；去掉渣滓，过滤澄清后，空腹

饮用，每日两次。

医生还说，这个药方药效很好，一剂就能见效，两剂病就会好。面对这一场景，很多人恐怕会觉得不可思议：这个医生一定是庸医。喝鸡屎白制的酒？真是亘古未闻。作为一个现代人，即便不是医生，即便没学过专业的医学知识，只要大脑清醒，估计也没人会相信这个医生的处方能治病，更不会有人逞能去验证其疗效。

殊不知，这个故事里问诊的病人是华夏民族的老祖宗黄帝，而医生则是岐伯，他被后世尊称为"华夏中医始祖"。为什么岐伯会开出如此怪异的药方给黄帝呢？因为在当时的人看来，鸡屎白是"鸡之精"，有"利水、泻热、祛风、解毒"的功效，而且一般的鸡屎不行，最好是山里的野鸡的白鸡屎。不仅《黄帝内经》中记载了这个药方，《本草纲目》《千金方》《金匮要略》等经典医学著作中同样有类似的药方记载。

《黄帝内经》中还记载了一款奇葩药酒"左角发酒"，主治突然神志昏迷。怎么个制法呢？剃掉病人左鬓角大约一方寸面积的头发，烧成末，与酒同服。而之所以会有这种药酒，在于古人认为"发为血之余"，它能活血、消瘀、利窍，气血一通，神志自然会恢复。

这些富有传奇色彩和荒诞成分的记载充分说明古代确实有人用这样奇葩的药酒方来治病。而到了东晋，葛洪在《肘后备急方》中也记载了200多种药酒方剂。葛洪是著名的炼丹师，他笔下的很多药酒多是用矿石制作的，比如用硅酸盐类白云母、白矾、白石英、紫石英等泡酒，道教弟子对此推崇备至，认为喝此类药酒能成仙，但由于矿石多有毒，最终很多人因慢性中毒而死！韩愈对此曾说："余不知服食说自何世起，杀人不可计……"成仙不成，却提前"登仙"了。

《捕蛇者说》与异蛇酒

到了唐代，药酒更是不可或缺了，可以说盛况空前。很多人对下面这段文字应该很熟悉：

> "永州之野产异蛇：黑质而白章，触草木，尽死；以啮人，无御之者。然得而腊之以为饵，可以已大风、挛踠、瘘、疠，去死肌，杀三虫。其始，太医以王命聚之，岁赋其二，募有能捕之者，当其租入。永之人争奔走焉……"

这是初中语文课本中的一段话，出自柳宗元的一篇有名的散文《捕蛇者说》。这段话大意是，唐朝永州（位于现在的湖南省内）地区的野外有一种奇异的蛇，这种蛇碰到草木，草木就干枯而死；咬到人，没人能幸存下来。但是如果把蛇捉来做成药饵，可以治愈很多疾病，还能杀死人体内的寄生虫。一开始，太医用皇帝的命令每年征收两次，并招募有能力的人捕捉，可以抵赋税。当地的人都争着去捕这种蛇。

太医为什么要这种蛇？人们不惜搭上性命也想捕到这种蛇，到底是为了什么？真相就是，人们捕蛇是为了配制药酒。

唐朝时期，人们对酒疗甚是迷恋，喝药酒宛若喝茶，连平常待客也会用药酒。当时人们用这种蛇制成乌蛇酒来治病疗伤。这酒有何特别之处呢？据说它可以祛风活络，对关节肿痛、病后贫血很有好处。乌蛇酒曾在当时风行一时，《唐国史补》也有记载："李丹之弟患风疾，或说乌蛇酒可疗，乃求黑蛇，生置瓮中，酝以曲蘖……"当时的上层阶级对酒疗可以说是到了痴迷的程度，很多人宁可"痛饮三杯"，也不愿把喝药汤、吃药丸或散剂作为治病的首选。

古代医书中提到最多的另一种药酒，跟松树有关。松树入酒，这是为何？原来，在古人眼里，松树是长寿的象征，所以，基于"吃什么补什么"的理念，人们就把松叶、松花、松脂、松树皮等统统拿去泡酒，希望能"寿比南山不老松"。当然，相对于其他药酒，松酒应该算比较温和的了。

正名：药酒的真实历史

我国一直是农业大国，酿酒原料也是以谷类为主。酒的诞生大约在夏朝，当时人们已经掌握了酿酒的技术。到了周朝，出现了专门管理酿酒的人：酒正。《周礼·天官·酒正》中记载："（酒正）掌酒之政令，以式法授酒材。"医源于酒，与此相关的较早的记录可以追溯到春秋战国时期的《五十二病方》，里面讲到了用酒浸泡药物，外用来治疗皮肤病等一些疾病。

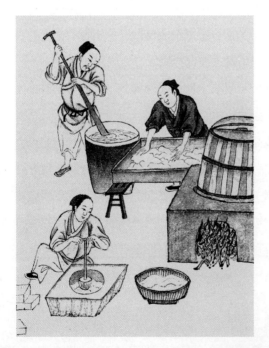

从汉朝开始，药酒逐渐被医家重视起来，并成为中药方剂的重要组成部分。东汉末年，张仲景在《伤寒杂病论》中记载的药酒就有红蓝花酒、麻黄醇酒汤等。而前文提到的"酒，百药之长"，把酒排在药物首位的正是东汉的史学家班固。

《本草品汇精要》对古人酿酒的过程进行了形象的描绘。

问君能有几多愁，一杯牵机帝命休

南唐国亡后，后主李煜被俘至汴京，宋室虽然表面优待他，实则和软禁差不了多少。公元978年农历七月初七，适逢李煜42岁生日，想到受尽屈辱、寄人篱下的生活，他写出了那首脍炙人口的佳作——《虞美人·春花秋月何时了》。李煜身边耳目众多，这首词自然也传到了当时大宋的皇帝耳中，赵光义以为李煜想复辟，起了杀机，派人送给李煜一杯酒。这杯酒就是"牵机药酒"。"牵机药"其实就是中药马钱子，是极强的中枢兴奋剂，药效非常猛烈，用多了肌体会强烈抽搐，几毫克就能要人性命。人喝了这种酒以后，双脚像弓弦一样紧绷，痛不欲生，像古代绷起的织布机一样，"前头足相就，如牵机状"。据说李后主折腾了很久才断气，死状十分悲惨。

唐朝国力强盛，温饱已经不是问题，再加上医疗水平提高，人们开始重视养生，药酒逐渐火了起来，并有了很大的发展空间。尤其在"药王"孙思邈的推广下，一些补益类药酒开始盛行，出现了很多复方药酒。在《千金翼方》《外台秘要》《圣济总录》等书中有很多复方药酒的配方及制作方法，比如"登仙酒""防风酒""延年薯蓣酒""独活酒"等。

宋朝在药酒方面同样不甘落后，比如像专门论酒的《北山酒经》，书里记载了十几种药酒。而《太平圣惠方》里讲药酒的专门篇目有6篇，涉及的疾病涵盖内外妇儿及五官诸科，范围相当广。到了明朝，李时珍在《本草纲目》中记载的药酒就多达80种，比如人参酒、五加皮酒、磁石酒等。

而到了清朝，保健酒开始盛行，尤其是在皇宫内。据说乾隆的几个长寿医方中，酒剂占了一半，比如龟龄酒、松龄太平春酒、春龄酒——从龟、松、春这三个字，很容易看出跟长寿有关。而当时的妃子们喜欢喝"清宫玉容葆春酒"，即祛病美容的酒。

《北山酒经》中记录的"真人变须发"的酒方（部分），古人认为此酒属于神仙酒法，常饮由此法酿出的酒可以得道成仙，返老还童，进入真人境界。

药酒是药，不是酒！

药酒可以说是我国的传统文化，说中国人是全世界最爱泡酒的民族，应该无人反对，所谓"凡是活的，皆可入酒；每天两口，把病喝走"。延续了千余年的药酒文化，在当代继续发扬光大。只是因为没有严格意义上的定义，再加上专业门槛低，泡制简便，人们在对药材的选择上就愈发恣意起来。

用黄芪、枸杞、人参、鹿茸等名贵中药材泡酒已是小儿科，将蛇、蝎、蜈蚣、老鼠、蚂蚁等泡到酒里制成药酒也不再新奇；而要泡制极具诱惑性的壮阳药酒，"以形补形"的动物生殖器——各种动物鞭、各种动物肾就成为最常见的药材。前面提到的《五十二病方》，里面有几则专治

"老不起"（和"举不起来"有异曲同工之妙）的药酒方，看来，纵使人们历经各种风云变幻，对"那里"的关注点还是"专一"得很。

其实，药酒的制作并不像大家想象的那样，随便在酒里放几种药就万事大吉了。毕竟大多数人并不具备药理学知识，泡制的药酒的安全性根本无法得到保证。药酒是用酒精萃取药材中有效成分的方式达到养生的目的，但很多药材本身就有毒性，酒精并不能消除任何毒性。除了毒性外，很多制作药酒的药材很容易带有多种寄生虫和致病菌，比如蛇携带沙门菌率达50%，蛇胆更多。而这些细菌通常并不容易被杀死……所以，自制药酒，饮用药酒，需要谨慎。药酒切勿乱喝。专家建议，如果有保健养生需要，应根据自己的体质在医生的指导下适当服用。

还有一点，即便是一些有治病功效的药酒，涉及的药物的用量、搭配、泡制时间、操作方法等都很考究，稍有差错，很可能会泡出毒酒。所以，拿自己当尝百草的神农氏必定要付出沉重的代价。

如今，药酒依然有着巨大的市场，本节开篇的例子足以说明。而这恐怕也只是"药酒"事件的冰山一角。很多人迷信药酒壮阳、能治重症等，乱调乱用，导致身体不适，有人甚至因此而殒命。这种现象其实与当前社会推崇的"文化遗产热"不无关系，一些人趁机利用大众对中国传统文化的热爱及对民间偏方的信任，利用药酒进行欺诈。

比如曾经"套住"众多消费者的所谓"清宫御酒"，在产品简介里赫然写着"清宫御酒乃根据清代秘方，采用多种名贵原料，以中国传统工艺精酿而成"。它真能壮阳吗？实际上酒里加了"伟哥"。药效如何，恐怕只

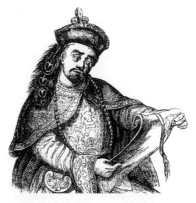

"朕从没喝过药酒！"——道光帝（图片来自《伦敦新闻画报》）。

有喝过的人才知道。不过专家告诫，这种药酒对心脑血管疾病、高血压、糖尿病患者会产生严重危害，严重者甚至会因此丧命。而这款酒也早已被国家药监局列入黑名单。

如何正确对待药酒？实际上，很多专家认为，将一些中

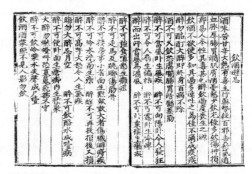

《饮膳正要》中记载的饮酒宜忌，既有科学成分，也有很多迷信内容。

药泡在白酒中，溶解在酒中的有效药物成分十分有限，要起到滋补甚至治病的效果很难。而过量饮用药酒，酒精的危害要超过那微乎其微的药效很多，比如抑制甲状腺素分泌、降低肠道对钙的吸收、影响记忆力等。《千金方》特别强调了药酒及酒剂的毒副作用："酒性酷热，物无以加，积久饮酒，酣兴不解，逐使三焦猛热，五脏干燥。"切记，药酒是药，不是酒！

香灰里的"神秘力量"

香燃烧之后会留下灰烬，就是我们常说的"香灰"。古人在"歃血为盟"时，多会喝香灰酒。大概是觉得这种酒因为有了佛祖的加持，会产生神奇的作用，能够保佑诸事顺利。如乾隆三十二年（1767年）十月十八日，天地会成员卢茂纠约上何哲等十人，在家中"拜神结盟"，众人"同饮香灰酒，誓结同心"。

除此之外，人们还迷信喝香灰酒能治病。有的人生了病治不好，

就会求神拜佛，去庙里讨香灰服用，或者拿香灰来治病，而且要找寺庙"开过光"或"作过法"的香灰。疗效如何呢？前几年，某地区的一些人因为迷信香灰能治病，结果导致疾病未得到及时治疗，反而酿成大祸。事实上，拜佛烧的香，大多是用柏树、柳树等的木屑、叶屑磨成的粉末，再加上檀香、芸香末、人造香精等制成，跟一般的草木烧的灰没有多大区别，当然不能治病。如果经常服用，恐怕还有副作用，比如引起心衰和中毒性肠胃炎等。而且人造香精里含苯醛，香如果没有燃烧充分，香灰里就会留有苯醛，大量服用后很容易中毒。

《千金方衍义》中有一个与"灰"相关的药方："取鹊重巢柴，烧灰作末，服方寸匕，日三服，三十日愈，甚良。"这是一则用鹊巢来治疗女性漏下常年不愈的方子。漏下是指女性月经停了以后，又持续出血、淋漓不断的病症。为什么古人会觉得鹊巢可以治疗漏下呢？古人用药依据很多是取的比喻义，鹊巢之所以能治女性漏下，是因为古人认为，鹊巢虽然位在高空，还时常面对风吹雨淋，却始终安然无恙，很是厉害。女性胞宫和鹊巢相似，吃了它定能治疗漏下。而且推荐用重巢——去年在其中产卵，今年又在其上填巢产卵的巢。效果如何，当然不言而喻。只是可怜了辛苦建巢的鸟儿，莫名遭此横灾。

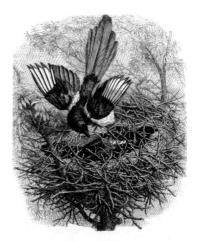

鹊巢能治女子漏下之症，是因为它在树上遭遇风吹雨打，依旧安然无恙。如果按此说法，悬崖上的石头是不是也有此功效？

割股疗亲：
荒诞的"孝仪"

人肉疗羸瘵/孝子贤妇/
人血馒头/人食人

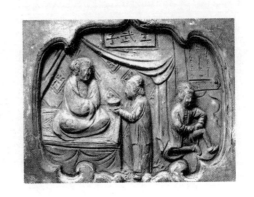

人肉治病，无奇不有

俗话说：大千世界，无奇不有。而在所有的"奇"中，最让人感到毛骨悚然、最黑暗的，要数吃人肉治病。但若再进一步讲，历史上有人曾经因为让别人吃自己的肉被赞为"孝子""孝顺媳妇"，甚至有人因为吃人肉而加官晋爵。听到这儿，很多人恐怕下巴要掉下来了：难道当时的社会竟如此堕落不成？

这种耸人听闻的现象在历史上的确存在，也的确一度受到民间甚至朝廷的认可和褒扬。最"美名远扬"的是割股疗亲。

我们先来看一段话：

> 我翻开历史一查，这历史没有年代，歪歪斜斜的每页上都写着"仁义道德"几个字。我横竖睡不着，仔细看了半夜，才从字缝里看出来，满本都写着两个字是"吃人"！

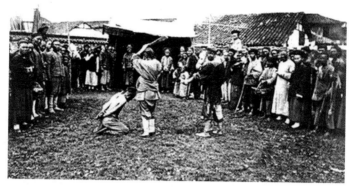

晚清行刑现场，刽子手手起刀落，有人会在行刑结束后向刽子手买蘸过人血的馒头治病。

这是鲁迅先生的短篇小说《狂人日记》中非常有名的、影响很广的一段话，其中"吃人"两个字肯定让很多人内心一颤。当然，这里的"吃人"更多的是一种比喻。而在另一篇小说《药》中，鲁迅则明确地写了利用人血馒头来治疗肺痨（肺结核）的故事。小说中写道："包好，包好！这样的趁热吃下。这样的人血馒头，什么痨病都包好！"吃人肉、喝人血这种事，在近代还时有发生，也从侧面说明了它的历史渊源。

中国很多古代医书中都有此方面的记载，其中关于人肉入药治病最早的记载可追溯到《本草拾遗》这部医学典籍。南宋张杲的《医说》记载："……唐开元中，明州人陈藏器著《本草拾遗》，载人肉疗羸瘵。自此闾阎有病此者，多相效割股。"唐朝开元年间（713—741年），有个叫陈藏器的明州（今浙江宁波）人在其著作《本草拾遗》中记载了用人肉治疗"羸瘵"的方法。后来，当地的老百姓一旦得了这种病，都用割肉治病的方法来治疗。

对于这个治病药方，后代的很多医学家都曾提出严厉的批判，比如李时珍，明代的医学家吴昆在他的著作《医方考》中也明确提出自己的反对观点。不过即便有人提出异议，人肉治病法在古代还是得到广泛传播，后来发展为我们熟知的"割股疗亲"。

争先恐后的孝子贤妇

最早"亲身示范"割肉治病的人，是《旧唐书·隐逸传》中记载的王友贞。当时王友贞的母亲病了，为给母亲治病，他遵照医生嘱咐，割了自己屁股上一块肉，喂给母亲吃。很多人可能会想：他母亲吃他的肉能好？恐怕还会起反作用。但这件事奇就奇在，王母吃完儿子给的屁股肉后，病居然很快好了。

东汉时期也发生过类似的事件。据《淮安府志》记载，在浙江山阳县，也就是现在的绍兴市，曾经有一个叫李妙宁的女子，她在 14 岁时嫁给了一个姓蒋的人为妻。有一天，李妙宁的公公身体突发不适，病倒了。身为儿媳妇，孝敬公婆天经地义。李妙宁就向上天祈祷，希望公公能够尽早恢复健康。而为了能让公公早日痊愈，她毅然从自己的左侧大腿上割下了三块肉，熬成了肉汤，喂给公公吃。同样神奇的是，不久她公公竟然也好了。

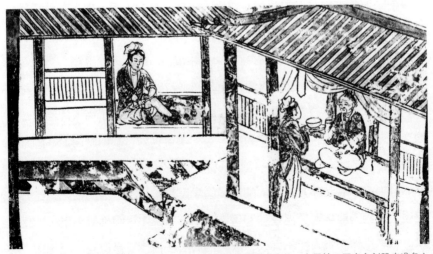

1998 年辽代墓葬 1 号墓出土的《割股疗亲图》。图中老妪作病痛状，女子持刀正在自割股肉准备入药，女子可能是老妪的女儿或者儿媳。

后来，"人肉包治百病"的说法慢慢传遍了大江南北，进而一发不可收，越来越多的孝顺儿女、孝顺媳妇前赴后继，割肉给自己的爹妈、公婆治病。在武则天时期，这种行为还曾受到朝廷表彰，可以免课役（赋税及徭役）。到宋朝，

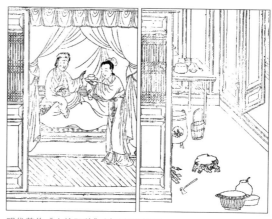

明代著作《人镜阳秋》刘氏割股插图

割股疗亲的影响更是逐渐扩大，还形成了一定的固定化模式，当时朝廷和文人也都积极宣扬，如"应孝子顺孙、义夫节妇，宜旌表以厚人伦"，各地的地方官也积极配合，上行下效，并将此列入衡量孝子的行为标准。

好在元朝以后，这种愚孝的风头不再像宋朝那么盛，但还是有不少人"不忘祖训"。

清朝的慈禧太后很恨光绪皇帝，其中的一个原因，据说是慈禧认为光绪"不孝"，因为他不肯割股疗亲。

据说在袁世凯死之前，他的姨太太和一个儿媳妇还割过肉给他做药引子，传说这是袁家的一个孝义传统，已经传了好几代。

再比如鲁迅先生提到的人血馒头治肺结核，则是发生在近代的事。人血馒头当然不能治病，即便"有些效果"，恐怕也是心理作用。其实，它不过是源自中国古人的血液崇拜和迷信。古人相信血液是生命力的象征，以血补血，人会越来越健壮，生病的人就会痊愈。再想一想古时候民间驱鬼也会用到人血，这其实也能反映古人的血液崇拜思想。

割股疗亲得割多少肉？

　　割股，字面意思是割大腿，实际上，到了宋朝，割股只是一个代称，一种"话语建构"，实际上可以割身体的任何一个部位，比如乳房、手臂、眼珠、骨头，甚至是取血液、骨髓等，进而演变成割肉治亲人疾病的代名词。那通常割多少肉才有用呢？《唐书》中有这样的记录："先天中有王知道母患骨蒸，医云须得生人肉食之。知道遂密割股上肉半斤许，加五味以进。母食之便愈。"也就是半斤肉，外加五味其他药材。当然不同的书记载不同，因为病不一样。到了宋朝，关于割多少肉就没有太多记载了。

文献里的"人肉入药"记载

　　我们在很多古代小说中也能找到吃人肉治病的例子，比如《西游记》《三国演义》《水浒传》《儿女英雄传》等。最为人所知的应该是"唐僧肉"，它可以说是最有名的能治病、能延年益寿、能永葆青春的肉了。除了唐僧肉，《西游记》中还有用小孩入药的情节，这也可以从侧面反映当时的一些食人肉治病的状况。据说，古人认为，小孩的肉"疗效"最好，优于女人的肉，男人的肉则"疗效"最差！

　　此外，《佛经》中也有用人体治病的记载，个中原因很可能是佛教本身对"舍身利他"的鼓励，因为佛教中没有儒家所秉持的"身体发肤，受之父母，不敢毁伤"的教条。比如在《弥勒菩萨所问本愿经》中就曾两次提及人体治疾之事。"佛言阿难：乃往过世时，有王太子……道见一人得病困笃，见已有哀伤之心，问于病人：'以何等药得疗即瘥？'病人答曰：'唯王身血得疗我病。'"读到这儿，你猜王太子会怎么做呢？他"即以利刀刺身出血"，给了那个病人。平常人应该不敢这么做，当然也没有这样的勇气和慈悲心。这只是其中的一个故事。

这部经书记载了人的血髓可以治病的事，它与李时珍在《本草纲目》所记载的人血、人肉等能治病是相通的：既然人的血髓能治病，人心、人肉应该也能治病。

前传：割股奉君

往前追溯，割股疗亲其实源于古时候的割股奉君，这里的君当然指的是君王或帝王。这种社会"文化"萌芽于春秋时期，到了唐朝后广泛传播，宋朝以后，才逐渐演化为割股疗亲。

关于割股奉君，历史上有一段很有名的典故。春秋时期，晋文公重耳在成为晋国国君之前，曾经在外流亡了近20年，这期间有很多豪杰之士一直跟着他，其中就有介子推。有一年，重耳等人逃到了卫国，由于很久没吃东西了，他们饥饿难耐，要饭也没要到，很快，重耳就面色变白，饿得快晕过去了。这时，介子推从自己的大腿上割下一块肉，做成汤给重耳吃，救了他一命。重耳抱起下衣滴血的介子推说："等来日内乱平息，一定会报答你的大恩大德。"至于后来的故事（介子推因不肯受赏，躲进绵山，寻人心切的晋文公放火烧山，介子推与母亲抱树而死），可能大家都耳熟能详。

隋炀帝杨广也曾吃过人肉汤。据说在他生病期间，他的妃子们为了争宠，曾割自己的肉熬汤给他吃！关于杨广还有一件荒诞的事，他曾经因为怀疑一个大臣有不忠之心，就逮捕了他，并把他直接烹烤，制成食物，分给这位大臣的同僚。有的人狼吞虎咽吃了很多，得到了杨广的丰厚奖赏，着实不可思议。在那个时候，下级为了向上级表示忠心，有时无论多么荒诞的旨意，都要照办。怪哉！怪哉！

身体发肤，受之父母与割股疗亲

古人讲究"身体发肤，受之父母，不敢毁伤"，很多书籍也都这么记载，这么说来，"割股疗亲"岂不是"用不孝来孝"，与"孝"自相矛盾了？

事实上，虽然儒家有这样的教条，但道德标准和实际生活并非一一对应，并不是说有了标准，所有人都会照做，也会"上有政策，下有对策"。而"身体发肤，受之父母，不敢毁伤"在当时更多的是士大夫阶层所秉持的一种心态，下层民众对割股疗亲较为认可。

吃人：历史残酷而惨烈的一面

话说回来，用人肉治病，吃人血馒头，其实只是"人相食"的一个方面。事实上在古代，无论中外，人吃人并非是一个多么新鲜的话题。在中国，这个现象最远可以追溯到商周时期。

3000 多年以前的商代，曾风行人殉，即一国的君王在死后，他的葬礼上将会有成千的人被处死，这些人的身体被用作祭品来祭祀神灵。有研究表明，商代用以人祭的数量通常是十的倍数。这可以看作"人吃人"的一种滥觞。

而在古代战争期间，在没有军粮的情况下，发生人吃人的状况就更

世界食人养生史

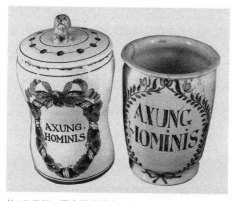

约 17 世纪，西方用来储存人体脂肪的药缸。

在 16 ～ 17 世纪，欧洲人用人肉入药达到了巅峰，这些药物通常是由人的骨头、人的血液或人体脂肪制成，当时就连皇室和神职人员，甚至科学家都吃过，治疗的疾病从头疼到癫痫，无所不能。

比如，那时欧洲人认为，饮用人血有益健康，而且是越新鲜的越好。因为人们相信，血越新鲜，喝下去之后越有生命的活力。文艺复兴之后，"药用食人"曾经十分盛行，甚至一度造成尸源供应短缺。药方上经常会看到人肉这味"药材"，并附有制作和服用的方法。据说英国国王查尔斯二世曾每日服用人脑制成的药品。

频繁了；而在遇到灾荒的年份，同样会出现人吃人的残酷场景。这两种情况下，人吃人多是为了填饱肚子，苟活下去。比如，在公元前594年的夏天，当时楚国攻打宋国，宋国被困了好几个月，城中渐渐断粮。为了活命，宋国百姓只能互换孩子作为食物（因为实在不忍心吃自己的孩子）——这就是"易子而食"的出处。

而在公元前259年又发生了类似的事。当时的赵国是孝成王当政，秦军打过来，赵国全力抵抗，前后坚持了三年，但损失惨重，逐渐断了粮草。后来城中的老百姓没办法了，只能通过易子而食来活命！

对绝大多数现代人来说，这恐怕是见所未见、闻所未闻的，一定觉得惨绝人寰。可我们的历史的确"见证"了人类的这一面，不能不叫人心惊胆战。

东汉时期，发生过另一个更令人匪夷所思的吃人事件。当时，袁绍率兵围困臧洪的东武阳，很快，城里没有任何粮食可吃了，人们为了活命和抵抗，开始吃任何可以吃的东西，比如老鼠、马鞍等。后来，为了提高士气，城里的主帅臧洪竟然亲手杀死自己最宠爱的侍妾，将她的尸体分给他的士兵，让士兵们吃她的肉。据说后来士兵们都为他而战死。这是义气，还是残忍？而这，也只是发生在战争期间被记载下来的一个插曲而已。

除了战争，在遇到灾荒时，人吃人的事也时有发生。史书记载，公元前205年，"关中（陕西省中部）大饥，米斛万钱，人相食"，当时一斛米的价格涨到了一万钱，这在当时可算得上天文数字，老百姓哪能负担得起，难怪会"人相食"。而到了公元194年的夏秋季节，"三辅大旱，人相食啖，白骨委积"。除了像陕西这样的关中地区外，一些南方地区也曾出现人吃人的现象，比如白居易在他的《轻肥》一诗中就写道："是岁江南旱，衢州人食人"。

有人可能会想，如果没有发生战争，也没有出现天灾，应该不会发生人吃人的事了吧？实际上依然有，有的还是特定的风俗化行为，而且还曾获得公开认可。这时，吃人肉多是出于对美食的"欣赏"——一些人是为了滋补身体或者治疗疾病而食用不同的食品，其中也包括人肉。因为在古人看来，人肉既可以吃，也可以入药，有人还相信吃人肉对增强性功能很有效——对现代的男性来说，恐怕宁可没有"雄风"，也不会这么做。

"恨不得把你吃了"可不是玩笑话

古时候，贪官的肉也有人吃，不过人们是为了泄恨才吃的。当贪官被就地正法后，人们会赶到刑场，从贪官的身上割肉、挖心、蘸血吃——由此看来，"恨不得把你吃了"可不单纯只是一句玩笑话。

明朝时，死刑犯的血肉和一些器官，比如心脏、脑髓，会被行刑的刽子手顺手拿走——有人用来治病，有人拿来当作珍馐佳肴吃，有人则会偷偷拿到市场上去卖！

古人对自身和生命现象的认识，由于受到多方面的限制，多用不科学的方式来对待。这个阶段不可避免，同时也不可直接跨越。但人血馒头和割股疗亲的背后，是充满血腥味的人类血泪史。对此我们不能忽视，应该永远深思。

而为了赢得"孝子"或"贤妇"的美名，多少勤劳善良的古人割肉、抽血、挖眼……这种"不孝之孝"多么愚昧、残忍和荒诞，更是与医学精神大相违背，这非但不是在治病救人，而是一种文化糟粕和陋习。

中国人重视"孝道"，而历代统治阶级也都是"以孝治天下"。孝，无可厚非，但是如果为孝而孝，并由此发展出畸形、极端的行为，就不免愚昧了。这样的行为对社会而言也是有百害而无一利。

炼丹术：
修仙与长生不老药

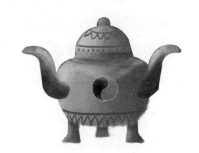

唐朝全民炼丹 / 朱砂与水银 / 幻想中的 "仙人" / 汉武帝与李少君 / 五石散 / 王羲之与王献之 / 炼丹与壮阳

　　唐朝是中国历史上极其辉煌的朝代，它的文治武功，在历代封建王朝中独树一帜，并以昌明的文化、发达的经济、无可匹敌的强大国力，一度成为世界范围内首屈一指的大国。但很多人想不到的是，如此辉煌的朝代，也 "孕育" 出众多痴迷炼丹成仙的皇帝，从唐太宗到武则天，再到唐玄宗，无一不被丹药的魔力慑服。辉煌的唐王朝绵延了近 300 年，在 21 位皇帝中，就有 5 位皇帝因丹药搭上了性命：

　　唐太宗，唐朝第 2 位皇帝，据说因 "服胡僧药，遂致暴疾不救"，死时 50 岁；

　　唐宪宗，唐朝第 11 位皇帝，据说 "误服丹石，毒发暴崩"，死时 43 岁；

　　唐穆宗，唐朝第 12 位皇帝，最开始对炼丹术严令禁止，但没过多久也痴迷其中，最后在 30 岁时丹药中

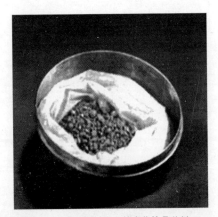

光明砂，西安何家村出土的唐代炼丹药材。

毒而亡（这半途而废的代价未免太大）；

唐武宗，唐朝第 15 位皇帝，这位皇帝曾下令用 15 岁少男少女的心脏来炼丹！好在上天早早地就把他收走了——他死的时候只有 33 岁；

·唐宣宗，唐朝第 16 位皇帝，继位伊始处死了不少宫中的方士，但到了后来，也开始食用仙丹并中毒，重蹈唐穆宗的覆辙，据说曾经一个多月都不能上朝，死的时候年仅 49 岁……

这些因服药而死亡的皇帝，怕是到死都没明白，自己明明想延年益寿，为何反而比那些没有吃丹药的人更早地和世界说了"再见"。倘若他们知道炼丹并不会让人"飞仙"，反而会要人性命，怕是要捶胸顿足，说什么也不会再吃这些东西了。

先秦方士乞求"不死药"

炼丹术的起源可追溯到先秦方士（其实就是古代巫师的化身）对神仙信仰和"不死药"的寻求。

《诗经》中就有对"眉寿"（长寿）的渴望，比如"以孝以享，以介眉寿""以此春酒，以介眉寿"。《山海经》中则出现了最早记载的关于不死药的传说：西王母在昆仑山有不死树，青鸟采集果实，玉兔将它们捣碎后制成不死药。后来后羿得到了不死药，嫦娥偷吃后飞到月宫变成仙子。还有诸如"有轩辕国，不寿者八百岁，寿者数千岁""有不死之国，阿姓，甘木是食"及"开明东有巫彭、巫抵……皆操不死之药以距之"等记载。

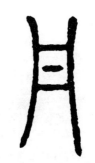

甲骨文"丹"字，很像采丹井或盘子一类的容器，中间一点像丹药在其中。

方士们根据这些记载，想到通过炼制一些自然矿石和金属，来得到所谓的长生不老神丹和人工淬炼的金银，希望服食以后能长生不死。这也是炼丹术被称炼金术、黄白术的原因。

当然，炼丹术的兴起离不开远古时期的采矿和冶金技术。原始社会的后期，我国已有冶铜术，春秋战国时代出现了冶铁术。在冶炼金属的过程中，人们积累了很多知识，创造了很多冶金方法，炼丹术随之出现。

当时一些统治者为了长生不死，继续统治人民，就开始想方设法找能成仙的药。他们一开始并没有想到炼金术，而是先在动植物中找，失败以后，才开始主攻矿物，之后便乐此不疲。

在矿物里找长生不死的金丹妙药，自然离不开中国古代五行学说的支持，即其中的"土生金"。当时的人认为，矿物埋在土里会随着时间发生变化，比如雌黄经过千年会变成雄黄，雄黄再经过千年会变成黄金；朱砂经过 200 年会变青，再过 300 年会变成铅，再过 200 年变成银，再过 200 年就变成金。在这样的思维模式下，就有了"夺天地造化之功"的思想，上层人士就想用当时的器具——鼎，来达到"千年之气，一日而足，

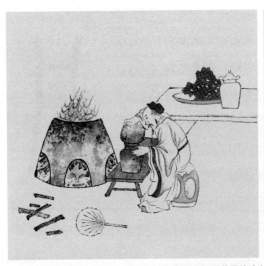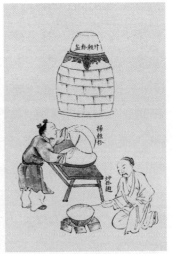

古人炼制朱砂提取水银——将朱砂加热蒸馏，即可获得液态的汞，这种方式曾是过去人工提炼水银的主要途径。

山泽之宝，七日而成"的目的。

战国时期，炼金术逐渐成形。《战国策》中就有一则不死药的故事："有献不死之药于荆王者，谒者操以入。中射之士问曰：可食乎？曰：可。因夺而食之。"有人给楚王献长生不老的药，传递人拿着药进入宫中。有个宫中卫士看见后问："这东西可以吃吗？"答说："可以吃。"卫士竟然当着他的面强行把药抢过来吃了下去。真是"勇气可嘉"。

大思想家、大哲学家庄子在他的著作里幻想了理想中的"仙人"模样：皮肤像冰雪一样，身姿绰约，不吃五谷杂粮，只喝风饮露，能腾云驾雾游四方……之后，一些文学界的大家也"锦上添花"，在自己的著作里大肆渲染。大诗人屈原的《离骚》《九章》就有不少幻想成分。在这种神仙思想的"引导"下，炼丹术逐渐发展起来。

帝王的"神仙丹"

谁都想长生不老，谁都想变成神仙，平民百姓如此，大权在握的帝王更是迷恋。一统天下的秦始皇将这种对丹药成仙的迷恋发挥到了极致。他太想长生不死，太想成仙了，就派徐福、胡广等人率童男童女数千人到海外求取仙药，但以失败告终。后来，方士们给他炼制出了一种含有汞的丹药，称可以打开长生不死之门。秦始皇听了以后高兴得不得了，但没过多久，他就死了，死时 49 岁，据说是因汞中毒而死。而在死之前，秦始皇还命人建了一座豪华的陵寝，里面有大量的水银和宝石。

再往后，汉朝皇帝的求仙之心一点不比秦始皇差。此时的炼丹术已经有所"升级"，社会上有人开始用灶炉烧炼，"丹鼎派"和炼丹活动正式兴起；东汉末年，炼丹术站稳了脚跟，有了自己的一方天地。

继秦始皇之后，汉武帝是另一个极其迷恋炼丹术的皇帝，而且有过之而无不及。他听说黄帝骑龙升天，就发誓"吾诚得如黄帝，吾视去妻子如脱屣耳"。在炼丹成仙这条路上，雄才大略的汉武帝慢慢将自己变成了一个智商令人堪忧的人。而将汉武帝推向如此地步，少不了李少君的"功劳"。

公元前 133 年，汉武帝遇到了李少君，他生命中的第一个方士。从此，汉武帝就在漫长而艰辛的求仙道路上，越走越远，越走越蠢。他为什么对成仙如此崇拜呢？据说因为他的外婆早年拜过一个神，他的母亲后来才当了皇后，汉武帝自己的皇位可能也与这个神有关，所以汉武帝对成仙、神灵什么的一直很迷信。后来他皇位巩固，帝国越来越大，他的欲望也越来越大——他想与天同寿。

李少君是何许人也？他是个异人、道士，隐瞒自己的年龄、人生经历，谎称自己曾在先秦时某方士那里得到炼丹秘方。他善用药物，自称能让人变年轻，不过只凭口头说说并不能证明自己的本事。起初汉武帝也是这样想的，于是就想考验他。

汉武帝拿出一面古镜，让李少君说出镜子的制作时间。李少君果然说对了，跟镜子后面的文字写得一模一样。于是，汉武帝就认为李少君至少已经活了几百年。

对头脑正常的人来说，稍微研究一点古代文物，很容易就能判断出来。但是汉武帝为了成仙，智商直线下降。之后在李少君的建议下，汉武帝祀神灶，用丹砂提炼黄金，然后饮用此金，以为这样就能长寿，还能成仙。后来李少君病死，汉武帝还以为他"化去不死也"，实在可笑。

在李少君之后，汉武帝又被其他人骗过，不过后来被他识破，便杀了那些人。不过"吃一堑"未必能"长一智"，有再一再二，很可能有再三再四。另一个把汉武帝蒙骗住的人要数公孙卿了。在他的蒙骗之下，汉武帝带着众大臣一起到泰山进行封禅大典，还改了年号——元封。到了晚年，汉武帝才如梦初醒，承认"向时愚惑，为方士所欺，天下岂有仙人，

丹砂：炼制仙丹的"头等药材"

古代炼丹为什么用丹砂？我们都知道，人的血液是红色的，古人认为，天然呈红色的丹砂是天地血气所化而成，是生命永恒的标志，而且很早就把丹砂作为治病养生的药物。《神农本草经》把丹砂列为上品药之首；葛洪的《抱朴子》介绍的仙方中，丹砂只需简单浸泡就能有神效。除此之外还有一个原因：丹砂加热后会出现奇妙的变化。丹砂的化学成分硫化汞，加热后会分解出水银和硫黄，水银银光闪闪，再加热就直接"无影无踪"了。也许是这种炫目的银光迷惑了世人的眼睛——对古人而言很不可思议，然后它就被神化了，炼丹术这个称呼也由此而来。

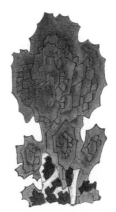

《本草品汇精要》中的宣州丹砂

尽妖妄耳。节食服药，差可少病而已"。

汉武帝之后，汉宣帝、汉成帝、汉哀帝几乎个个热衷炼丹成仙，对大臣的疾呼充耳不闻。也许正是因为皇帝这种对成仙的长期迷恋，最终导致了西汉衰落。

东汉时期，有一本书很值得一提，它就是魏伯阳的《周易参同契》。这本书把当时的易学、黄老学、冶金学、矿物学等融为一体，建立了一套比较完整的炼丹学说体系，对之后的炼丹理论影响很大，可以说是确立了炼丹术的理论规范。不过这本书只有短短的 6000 字，语言高度浓缩，含义深刻，所以曾有一段时间很少有人能揭开其中的奥妙。

豆腐：炼丹术的一个意外

汉朝除了汉武帝因为想成仙而流传于世外，还有一个人不得不提，那就是豆腐的发明者——淮南王刘安。炼丹术跟豆腐有什么关系呢？实际上，当时刘安本来是在八公山上炼丹，但是他在偶然的机缘下将石膏（或卤水）点到了豆浆里，从而发明了原始的豆腐——阴错阳差地做了一件惠及后人的事。

炼丹家们

一开始，炼丹术士为了成仙，想直接服食自然的金银，不过人的胃肠无论如何也承受不起这么"贵重"的东西，很多人为此送了命。后来他们变聪明了，想到将金银变成液体、金粉等，认为这样可以处理掉金银的毒性。他们有的用刀切，有的用石乳跟黄金一起研磨，有的将丹砂跟银粒一起捣碎……各种方法都试了，但都没用。多亏了一位高人狐刚子，他让众人的"梦想"终于照进现实。

狐刚子是东汉末年的一位炼丹家，他曾潜心钻研，在炼丹实验方面有了重大进展，比如在具体方法和操作上，弥补了魏伯阳的不足，他的《黄帝九鼎神丹经诀》是目前流传下来最早、最完整的炼丹法诀，内容也很容易理解。

到了魏晋时期，魏武帝曹操曾对民间道教和巫师活动进行管制，并进行防范和打击，但是人们对成仙"初心不改"，炼丹术在艰难的环境中发展着。东晋后期，炼丹术打开了局面，

民国时《黄帝九鼎神丹经诀》影印本

很多技艺达到了新的高度。这一时期，我国古代最著名、影响力最大的炼丹术集大成者出现了，他就是葛洪。他写的《抱朴子·内篇》对炼丹养生方术做了系统性的总结，成了为魏晋神仙道教奠定理论基础的道教经典，其中《金丹》《仙药》《黄白》三篇是我国炼丹术最完整的著作。

不过葛洪虽然成就非凡，也逃不开他所处时代的局限。他对炼丹术过分乐观，认为"神仙可成"，人能长生不老；同时他的炼丹著作里也有大量迷信和糟粕成分，比如认为炼丹需要鬼神保佑，入山要选良辰吉日，不然会招来祸害等。他在《黄白》中还记录道："我命在我不在天，还丹成金亿万年。"主张以人力反天命，改造自然，信奉长生不老是"自然而然"。据说葛洪为了攀登悬崖采药，还试制过飞行交通工具，想用木制旋翼旋转产生升力，把人送到空中。这恐怕是世界上关于螺旋桨最早的记载。

古代"毒"品——五石散

五石散其实本来是东汉名医张仲景先研制的，最开始主要用来治疗伤寒。何晏在这个基础上进行了"改良"，于是药品变成了毒品。五石散的基本原料有石钟乳、紫石英、白石英、硫黄、赤石脂等，它还有一个名字叫寒食散，

王献之《静息帖》中提到的磐石的主要成分是砷硫化铁，其热毒之性不减砒石，所含之砷有原浆毒作用，能麻痹毛细血管，造成心、肝、肾等多器官损害，故内服宜慎之又慎。

因为人吃了以后，必须吃冷的食物来帮助身体散热，还要洗冷水浴、散步、穿薄的衣服等，才能把药性散发出来。服用后也很容易上瘾，还会使人感到亢奋，燥热。现代研究发现，之所以出现这些症状，主要在于炼五石散时要用到有毒性的砷化物：雄黄（硫化砷）或毒砂（砷黄铁矿石），经过火炼，两种物质会转化为更毒的砒霜。

砷化物有剧毒，但是在炼丹过程中，砷化物不断耗损，所以最后的成品含砷量不算太高，短期少量服用，可以促进血液循环，强壮神经；但是长期大量服用，就成了毒品，导致消化功能下降，皮肤开始变干，出疹子，甚至皮肤溃烂。之后神经系统被损害，人经常处于"恍惚"状态，没有知觉。这些都是慢性中毒的表现。如果是急性中毒，很容易导致死亡。

魏晋时期还诞生了中国历史上"嗑药"第一人，魏晋玄学创始人之一——何晏，他是第一个服食五石散的人。据他说"服五石散非惟治病，亦觉神明开朗"，身体微微发热，有飘飘欲仙的感觉——跟毒品有相同的兴奋中枢神经的作用。当时的学者皇甫谧还添油加醋，说五石散还能壮阳，"服五石散体力转强"，一时间士大夫们纷纷效仿，掀

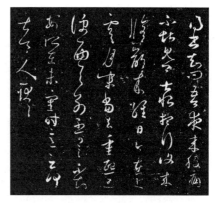

王羲之长期服用五石散，身体越来越差。他在和亲友往还的尺牍中多次提及，如《夜来腹痛帖》："吾夜来腹痛，不堪见卿，甚恨。"

起了魏晋时期的服食风潮。著名书法家王羲之也曾拜师学过炼丹，还"共修服食，采药石不远千里"，以至服散之风经历了五六百年，影响到以后的很多朝代，道教和炼丹也因此结下不解之缘。

到了南北朝时期，炼丹术处于低潮。不过有一个人不得不提，就是南朝的道士陶弘景，他开创了道教上清派茅山宗，是继葛洪之后最富炼丹经验、影响极大的实践家，他促进了本草学与炼丹知识的融合，比如写就了《本草经集注》，这为唐朝及后世炼丹术的繁荣打下了基础。

盛唐的全民炼丹风潮

炼丹术的顶峰时期，要数唐朝。

唐朝曾有两次炼丹术高峰，一次是初唐武德、贞观年间，另一次是开元年间和天宝初年。唐朝几乎每个皇帝都痴迷炼丹术，也就不难理解为何唐朝有那么多皇帝死于丹药。而且，不止王公贵族沉迷炼丹成仙，全国人民可以说"上下一心"，都痴迷炼丹药，就连李白、杜甫、韩愈、杜牧、

白居易等当时有名的文学大腕也不例外。

李白的诗中，与访道炼丹有关的不下 100 篇。其中关于秋浦的诗有 40 多首，而在这个地方，李白不仅开矿，还炼丹。李白因痈疽而死，据说很可能是砷中毒导致的。他曾拜胡紫阳为师学习炼丹："我来逢真人，长跪问宝诀。粲然启玉齿，授以炼药说。铭骨传其语，竦身已电灭。仰望不可及，苍然五情热。吾将营丹砂，永与世人别。"（《古风》）

杜甫曾到处寻找丹砂灵芝，以求长生。比如他在《奉寄河南韦尹丈人》中写道："浊酒寻陶令，丹砂访葛洪。"

白居易据说在庐山深处曾亲自起炉炼丹，他写过一首《思旧》，很好地说明了当时一众文人的炼丹热，诗中说道："……退之服硫黄，一病讫不痊。微之炼秋石，未老身溘然。杜子得丹诀，终日断腥膻。崔君夸药力，经冬不衣绵。或疾或暴夭，悉不过中年……"退之即韩愈，微之即元稹，杜子即杜牧，崔君即崔元亮，白居易的好友。

而韩愈"晚年颇亲脂粉，故可服食，用硫黄末搅粥饭，啖鸡男，不使交，千日烹庖，名火灵库。公间日进一只焉，始亦见功，终致绝命"。韩愈在晚年时开始迷恋女色，而为了增强自己的性能力，他开始服用丹药，不过他的方法比其他人"聪明"一点，他不是直接服用，而是先把硫黄粉末拌在粥饭里喂公鸡，让公鸡先消化掉硫黄的毒性，等千日之后，再将公鸡吃掉。就这样，韩愈隔天吃一只公鸡，一开始有些效果，就一直坚持吃，但最终还是中毒身亡。韩愈终年 57 岁，"聪明"也没救了他。

唐朝的炼丹术达到空前盛况，由此可见一斑。

永生、黄金与性爱

自唐朝几个皇帝因服食丹药而死以后，人们的思维开始转变，慢慢地，炼丹术开始走下坡路。人们变得清醒，发现长期以来追求的长生不老从来没有人实现过，反而有很多人因此暴毙，于是对炼丹术产生了疑虑和恐惧，一些炼丹术士也开始清醒，责难的人也越来越多，炼丹术的地位开始下滑。

宋太祖曾下令："伪作黄金者弃市。"之后的宋朝历任皇帝也吸取教训，对烧丹炼药不太感兴趣。不过从宋朝开始，尤其道家开始以修炼内丹为主（与服食丹药的"外丹"相对），讲究修炼"精、气、神"，从而在体内结丹，以达到长生甚至成仙的目的，成为一种养生术。

宋朝以后炼丹术虽然走了下坡路，但也并未很快消失，也曾有很多人沉迷炼丹术无法自拔。

明朝就有很多道士进献丹药给帝王，但并非为成仙，而是用于房中秘戏。明武宗朱厚照就是其一，朱厚照推崇道教，养道士在豹房里炼丹，沉迷性爱。明朝还诞生了我国历史上最变态的皇帝——明世宗朱厚熜。朱厚熜同样信奉道教，迷信炼丹术。他被后人称为"道士皇帝"，据说曾经长达 25 年不上朝，一直忙于炼丹升仙。他的炼丹术极其残忍，喜欢用处女经血来炼制"红铅"药引。

明清时期，炼丹术大体上其实已经变成"非主流"，被边缘化了，不过远未消失。雍正帝据说就是因为过量服食丹药而死。至清中期，炼丹术才基本绝迹。

炼丹术前前后后延续了 1000 多年，也算得上是中国医药历史上无法忽略的一笔。

神仙迷雾中的科学颗粒

总的来说，炼丹术追求的是生命的延续和永存，也可以看作古人同死亡做斗争的一种努力。它看似荒唐，但也有着严密的法则和规范，包含古人的宇宙论以及天体运行、阴阳变化等哲学思想，只不过它过于强调主体的感觉和想象，过于信任超自然的力量，很大程度上没有摆脱神秘主义的桎梏，未能建立一套完整的解释物质变化的理论，找不到实用化的道路，终究在历史长河中慢慢走上了歧路，最终慢慢消亡。而在这条幻想的道路上，一众帝王将相等风流人物，一个接一个制造了种种荒唐，其实是一种变相的对自我力量的认同。

不过，虽然炼丹术不能算是真正的科学，但也并非伪科学，因为它即便有荒诞性的成分，却也在认真地进行探索和试验。不如说炼丹术没走上科学的正道，是因为被世人歪曲。有人称它为"神仙迷雾中的科学颗粒"，可以说是一语中的。

这也意味着，炼丹术并非毫无意义和价值。比如我国古代的重要发明之一——火药，就是在炼丹术的实践中应运而生。另外，炼丹术也被认为是现代化学的起源，正如英国著名科学史家李约瑟所说："整个化学最重要的根源之一（即使不是唯一最重要的根源），是地地道道从中国传出去的。"的确如此。

想要炼成丹，装备得过关

古代炼丹的设备工具很讲究，常用的有：

作屋：按现在的说法就是炼丹的实验室，要求屋子必须清静，没有人，"深山临水悬崖处，人畜绝迹"。杭州的葛岭、广东的罗浮、四川的葛仙山等，都有炼丹遗址。

立坛：安放炼丹炉的台子，一般为正方形三层台阶，构造讲究一定的法度，不过迷信成分较大。

炉灶：重要的炼丹工具之一，是承纳鼎的工具，用来加热。

鼎：发生化学反应的反应容器。

蒸馏器：专门蒸馏水银的干馏器。

研钵：主要用于把药物研成碎末，增加颗粒间的接触，使得反应更容易；另外还可以在研磨过程中让药物进行化合反应。

华池：装有溶解液的池槽，药物在这里溶解释放精华，或变性。

六一泥：把泥涂在接合的地方，防止泄气；也可以涂在容器内壁，起保护作用或参与其中的反应。

春药：欲望与性暗示

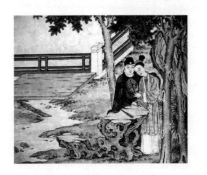

红铅 / 明世宗朱厚熜 / 月经初潮 / 童
男童女尿 / 淫羊藿的滥用 / 疯狂的现
代人

"飞燕喜春散""西施受宠丹""双美丹""旱苗喜雨露""美女倒提金方"……这些古色古香的名称，说的是美容养颜的药方，还是可以食用的保健佳品？

如果你还是疑惑不解，不妨再来了解一下古代的两个秘方。

第一个方子，取肉苁蓉、海藻各 1 克，捣成碎末，过筛子，再用白色的狗的肝汁调和，然后涂抹在阴茎上。有何功效？据说只要三次，就能"即长三寸"（1 寸大约为 3.33 厘米），而且据说药效"极验"。

第二个方子，取石硫黄末三指撮（撮，用大拇指、食指和中指三个指头取药物，是古人的一种估量单位），加到 1 升热水中，然后浸洗阴部。有何功效呢？据说这个药方可以让女性的阴部重回"如十二三女"的状态。当然也可以取石硫黄、青木香、山茱黄和蛇床子搭配共用，不过要复杂一些……

看到这些你应该明白了，这些药方其实是古人所用的春药，是为男女双方性爱而准备的外用药。再品品这些药名，的确大有内涵。

上面的两个偏方一个叫"阳具增大方"，一个叫"缩阴方"，都出自古代专业医书。根据现代中医的看法，肉苁蓉确有补肾壮阳的效果，而海藻通常是清热消痰的，狗肝在古代经常用来治疗拉肚子和腹痛，因此"阴具增大方"根本不科学，不可信。而"缩阴方"更没有科学根据：石硫黄有毒，不可乱用，且主要功能是杀菌，长期用很可能导致皮肤干燥，出现炎症，所以这个方子同样夸大其词。而这两种药方，不过是古代医书记载的春药中的"沧海一粟"。

红铅：初潮经血所制

春药，也叫媚药、催情药，现代人则称其为"性兴奋药"，即用来让人迅速"进入状态"，或者提高男女性欲。不过，很多人对它的第一印象可能不太好，除了把它等同于"纵欲""壮阳""淫乱"外，还能想到的就是"致亡"，很多书中都写过某皇帝吃春药，因纵欲过度而死，真实情况也的确如此，在古代，皇帝确实是使用春药最多的人。

皇帝一个人除了拥有三宫六院七十二妃，还有诸多后宫佳丽，更别说不计其数的从全国搜罗来的宫女了。面对这么多女子，皇帝们要想"夜夜笙歌"，某种药物必定不可缺少，所以春药成为皇宫的一大需求就没有什么可惊讶的了。而为了得到效果"杠杠的"春药，很多皇帝想尽各种办法研制、搜集，有的甚至做出令人不齿、耸人听闻的事。

首先不得不提明世宗朱厚熜，他可以说是集"想长生不老""尽情娱乐""玩遍天下美色"众多"梦想"为一体的帝王代表。他自然也用春药，而且用的药很特殊。他用的是何种药呢？——明朝最有代表性的"伟哥"——由女子月经初潮时的经血配制的一种叫"红铅"的药，这在当时算得上是春药中的极品了。此药的发明者说，服用了这种药，一夜可以"御十女"，还给它起了个很诱人的名字：接命上品之药，并强调服草药千百次，不如服这种药一两次，且见效奇快："立见气力焕发，精神异常。"所谓"异常"，异于常人也，不过，也许真的异常也说不定。

来看看相关记载，当时的大臣张时彻辑录的《摄生众妙方》中说："月潮首行者为最，次二、次三者为中，次四、次五为下，然亦可用。"即少女第一次来月经时的血最好，第二、第三次的就稍微差点，第四、第五次的是下等，但也能用。这时候所选的是身体健康的未婚少女，没有过高的要求。到了万历年间（1573—1620年），对女子的要求就严苛起来，不是任何女子的经血都能用。

《本草经疏》中关于"红铅"的记载："童女首经名红铅，能回垂绝之阳气。"

龚廷贤在《万病回春》里说，选的女子要眉清目秀，齿白唇红，头发要黑，脸上有光泽，皮肤细腻有弹性，不胖不瘦，不高不矮；年龄要在5048天左右。为什么要选这个天数？因为古人认为这一天的少女初次来的月经，称得上是至宝。想找到一个符合如此高的要求的少女，简直比选秀还要难。不过，皇上从不怕事大，下面有的是人卖命出力。万幸的是，在这一天月经初潮的女子极少，当时的很多女孩算是逃过一劫。

朱厚熜是明朝最有名的好色皇帝之一。他为了达到自己淫乐的目的，从全国挑选宫女，而这些女子也不过十来岁。在采完所谓的经血以后，朱厚熜还会在她们身上检验药效，如今看来，变态至极。

除了朱厚熜，明朝另一位有名的好色皇帝就是明武宗朱厚照。他春药不离身，据说因纵欲过度，死时仅31岁。他曾经多次到全国巡游，每到一个地方就搜罗女性，很多良家女子被迫受到召幸。有一年巡幸扬州，朱厚照先派太监到城里搜寻美女，命人暗中记下那些少女或寡妇的住处，等到了半夜，就打开城门传呼圣恩驾到，让百姓们点烛接驾，接着闯入少女或寡妇家里，"光明正大"地强抢！

秋石：童男女尿液中的特殊物质

女孩子在古代活着是难上加难，但这并不意味着男孩子就永远安全。有人可能疑惑：皇帝用少女的经血来炼制春药，那男孩有什么用呢？不妨看看史书中的记载："有孙太公者……以方药寓京师，专用房中术游缙绅间，乃调热剂饮童男，久而其阳痛绝胀闷，求死不得，旋割下和为媚药，凡杀稚儿数十百矣。"这位孙太公为了研制春药，竟然阉割数百名婴幼儿，残忍行径真是令人发指。这还不算什么，还有用男孩子的初次精液或脑髓甚至尿液来做春药的。

上面的文字记载中有个词，叫"饮童男"，就是童男的尿液。当时人们会从童男童女的尿液中提取一种特殊的东西——秋石，它是一种洁白的结晶，据说可以"补精血""延年益寿"，不提取也可，直接用尿壶里的白色结晶也行。由此可以联想到现代社会，一些人通过饮用尿液壮阳的事件频频占据新闻头条，也就不稀奇了。

秋石作为壮阳的春药是有讲究的，不可乱来：补虚的男人服童女尿提取的秋石，补虚的女人服童男尿提炼的秋石。至于真有所谓的"壮阳"效果吗？当然是夸张的说法，即便有也多是心理作用。

古代的春药很多针对的是男性的勃起功能障碍，就是我们常说的阳痿。当然也有少部分用于女性的，比如像一些直接刺激女性阴道内口的药，说明古人已经认识到增强阴道伸缩是促进女性性高潮的重要条件。

守宫砂：小小红点，套牢女性贞洁

春药除了用来助性之外，还有一件"缺德"的功效：用它来检验女性是否是处女。据说，在马王堆汉墓出土的《养生方》里就有这种方法：把蜥蜴放在某个器皿中，用朱砂来养，等蜥蜴全身都变红了，就捣成药，点在女性身上，这样一来，女性身上就会留下一颗鲜艳的红痣。据说只要女性不发生性行为，这个红痣一生都不会消失。这就是鼎鼎大名的"守宫砂"。事实上，这只不过是古代男性的一种意淫，一种处女情结罢了。有无"守宫砂"与贞操毫无关系。

现代的医学研究证明，男性勃起功能障碍跟很多因素有关，比如年龄、身体疾病（如糖尿病）、服用特殊药物、心理因素（如焦虑、抑郁）等。古书记载的所谓春药、壮阳药并不能真正改善阳痿，主要还是起心理安慰的作用。

而滥用春药会导致多种身心疾病，严重的还会置人于死地。根据现代研究，春药会导致人精气损伤、身体虚劳以及早衰。长期服用会导致人体内堆积有害物质，皮肤生疮，生殖器官功能下降；再严重的自然就是危及生命了。古代的皇帝一边寻求长生不老，一边又纵欲无度，他们就在这条路上越走越偏。

2000 年前就已开始用春药

其实，2000 多年以前就有人开始用春药，这些药有些的确能助性，但很多都是没有科学根据的骗术。最早关于春药的文献就是长沙马王堆三号汉墓出土的帛书和竹简，里面收载了内容丰富、剂型和用法各异的春药，从中可以发现，秦汉以前的方家术士们就以草木的果实来强身补体，益寿延年，提高性欲。比如：

"张于声服五加皮酒，寿三百年，房室不绝。"

"陵阳子仲服远志，生子二十七。"

《上问》记载，用雀卵、公鸡睾丸等来提高性交频率，用雀卵熬麦粥治疗阳痿。《养生方》则记载，用干姜、菌桂、蛇床子等制成阴道栓剂，刺激女子性欲。《杂疗方》记载了内服和外敷的一些提高性能力的药方。

后来，这些药方经过好事者的夸张和传播，很多官吏便开始大胆"以身试法"。对于有效的，他们就到处宣扬，传到皇帝耳朵里，就成了贡品。

《魏志·武帝纪》里就记载曹操"倡优在侧常日以达夕"，他还招募方士研究房中术，搜罗大量宫女做试验。社会上层的人使用后，慢慢地也扩散到了民间，由此开始大范围地流传。

唐朝是我国封建社会的鼎盛时期，人们有较大的性自由，包括春药在内的传统性医学的发展也很少受到阻碍，因此，春药的发展也得到了丰富和完善。到元朝，成吉思汗曾全力支持道教，把它尊为"国教"；明朝亦是如此。这与道教擅长炼丹、采阴等有关，"炼丹"就是制作壮阳的"土

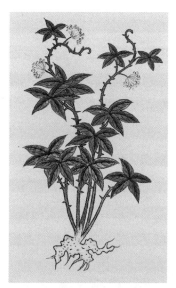

五加皮是民间常用的配制药酒的药材

伟哥"。我们知道，古代很多皇帝、官员炼丹，有不少是为了"成仙"，但其中也包括壮阳补体。到了明朝，春药在皇宫开始泛滥，可以说达到了一个顶峰，像朱隆禧的"太极衣"、赵文华的"百花仙酒"、汪鋐的"甘露"，还有"美女颤声娇""封脐膏"，以及前面提到的红铅，在明朝都是明星产品。

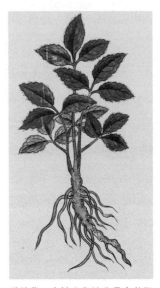

淫羊藿一直被人们认为具有壮阳的作用。

古代春药中到底有何种药材呢？最常见的是淫羊藿、阳起石、石硫黄、龙盐等。淫羊藿也叫仙灵脾，据说羊吃了以后长时间硬挺，能"交百遍"，《神农本草经》把它列为中品，认为它能补肾阳，强筋骨，可用于肾阳虚衰引起的阳痿遗精、筋骨痿软等证。对于阳起石，中医认为它能治肾气乏绝，阴痿不举，去阴囊湿痒，治疗女性子宫冷寒。硫黄，李时珍说它秉承纯阳石的精气凝结而成，具有流通气质，能补虚，经过炮制后常用于壮阳药中。龙盐又叫吉吊脂、紫稍花，古人说它是由龙的精液生成的……

除了这些，还有很多，比如鹿茸、羊鞭、牛鞭、海马、韭菜籽、锁阳等，不一而足。这些中药材有的的确有效果，当然更多的是徒有虚名，只能补充补充能量和营养素。

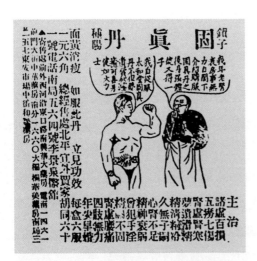

《顺天时报》刊登的壮阳药广告，上面的"年老肾衰""房事无力""身强体健""又得一子"等字眼，很是吸引消费者的眼球。

古代的性趣用品：银托子、悬玉环

除了内服的春药，还有外用的性辅助情趣用品，比如明代小说《金瓶梅》里面提到的银托子、硫黄圈、相思套、悬玉环等。这种开放性跟当时经济繁荣和市民文化兴起有很大关系，明朝在很多方面不比盛唐差，甚至更胜一筹。而为适应广大老百姓的需求，很多养生家、方士、医学家从听起来荒诞、玄妙的"炼丹服石"中抽出身，开始专门研究更简易实用、作用明显的药，将春药推向了前所未有的历史高度。

明朝的洪基在《摄生总要》中把历代宫廷以及流传于民间的大量春药进行了收录和整理，药方达几百种。这些春药都是以中医药学基本理论和房室养生理论为指导，虽然不一定都有科学性，但有丰富的内涵，可以看作传统的性药科学。

不妨来了解一些古时候的情趣药品：熏洗剂，包括男性私处洗剂，如"杨妃小浴盆""妲姬润户方"；涂搽剂，涂在男性阴茎上，如"太平公主万声娇""旱苗喜雨膏"；栓塞剂，如"史国公广嗣方""灵龟展势方"；还有软膏剂，如"则天生精再造固本还真膏"，"则天"自然就是武则天。此外还有口含剂、耳塞剂、药布剂、粉剂等，应有尽有，能满足各种人群以及各种身体需求……

明代以后，春药开始务实，不再玄之又玄、花里胡哨，所用方药开始以温热药和开窍药为主。

那些助性药物：黄胸鹀、穿山甲

古人为了一时之欢，做出了很多荒唐的举动。现代人也没有高明多少，荒唐而残忍的时候跟古人比起来，也不遑多让。只要被打上"壮阳"

的标签，很多药物必定让人趋之若鹜。

曾几何时，人们把濒危的黄胸鹀捕来补肾壮阳。这种物种很可能即将从地球上消失，而它之所以招来杀身之祸，是因为人们相信它是"天上人参"，一些不良商家宣传它能"补肾壮阳"。据说为了保证品相，它们要被活活闷死，人们认为通过这种方式宰杀，能让其壮阳功效提高数倍。

跟黄胸鹀处境同样危险的，就是我国另一种濒危物种穿山甲。同样，很多不良商贩以"壮阳"为宣传点，促使一些人违法捕捉，导致穿山甲已"功能性灭绝"。人们之所以认为穿山甲能壮阳，据说跟它的习性之一"钻洞"有关。

事实上，不管是黄胸鹀还是穿山甲，根本没有补肾壮阳的效果。这只不过是国人"以形补形"的一次惹人发笑的臆想。

除了这两种动物以外，一些不良商家逮住中国男性对补肾壮阳的"迷恋"心理，想方设法创造"壮阳神药"。

曾有一名男性，因为自己有"男"言之隐，但又不愿或不好意思到正规医院去问诊，后来在逛街的时候，他看到"鹿鞭丸"的广告，一下子被上面写的"促进男性生殖器再次发育"的话给迷住了。广告上还说有个60岁的老翁吃了后很快红光满面，年轻了很多。这名男子不禁心动了，就按广告单上的地址找到药店，毫不犹豫地买了两大盒，拿着药兴冲冲地回家，想着自己很快就能生龙活虎了。结果自然可想而知，一点药效也没有，不过是商家的虚假宣传而已。

除了这种不负责任的宣传外，还有更为令人不齿的如同淫秽小说般的宣传。广告语极尽煽动之能事，用了很多淫秽、下流、猥琐的词语，有的还加以发挥，通过讲故事的形式来夸大壮阳药的功效。这不仅是误导消费者，更是一种犯罪行为。

当然，说到壮阳药，少不了现代人最为熟悉的"蓝色小药丸"——"伟哥"（万艾可）。这种药物最开始是用来治疗心绞痛的，但对当时参与临床实验的患者并没有明显效果。不过很多男性患者不想放弃这种药，还主动向医生要，因为这种药有一种特别的"副作用"——能使阴茎迅速勃起。就这样，这种蓝色小药丸阴错阳差地成了改善男性性功能最有名的药物，所谓"失之东隅，收之桑榆"。

不过"伟哥"可不是任何人都能用的，它也有不良反应，对人的身体健康有一定损害，吃多了会加重患者病情，所以不可贪多。正常人也不能随便吃，因为这很容易导致本来没事的人出现阳痿，那就事与愿违了。

俗话说得好，是药三分毒，春药也不例外，甚至不止三分毒。我们不能说春药是"洪水猛兽"，毕竟"春药本无错，唯有人用错"。一方面，适当服用春药可能会起到一定的效果（心理因素或确有其效），但仅仅靠它自然不是上策，这既不现实，也不科学，看看历史上那些帝王将相因此过早地丢掉性命的例子就知道了。而另一方面，人们利用春药来"催情"，实际上是为了弥补自身的自卑心理，并非生理上真的存在问题。据相关统计，患有阳痿的男性中，有八成的人患病是心理因素导致的。

纵观历史，春药不单单是作为单纯的药物存在，它在人类文化的历史中一直扮演着欲望的媒介符号。不仅春药的每种成分都充满性暗示，它本身也承载着人们对情爱的热望以及对性欲的想象。真应了《孟子》那句：食、色，性也。

提到壮阳，地球人都一样

在古代，西方在炮制春药方面同样不甘落后。

比如欧洲人曾认为牡蛎能壮阳，当然并不是因为它含锌量高，而是缘于希腊神话：克洛诺斯把他老爸乌拉诺斯的"那话儿"

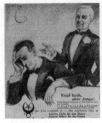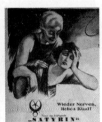

西方的壮阳药广告，抚额男女的表情形象地说明了他们正遭受某种困扰。

割了扔进海里，结果诞生了维纳斯，而维纳斯就是踩着牡蛎壳出水的。所以他们就认为吃牡蛎就是吃维纳斯，还能让自己像乌拉诺斯一样雄伟。

欧洲人对东方的香料也很崇拜，比如肉桂、生姜、胡椒，他们认为用这些药材一块做汤剂，可以壮阳。阿拉伯的一位太医也曾认为生姜、胡椒等一些药材能做春药。欧洲的修士们曾一度想把香料给禁了，他们认为这是阿拉伯人荒淫无耻的根源。还有诸如肉粥拌胡椒能增强性能力，由牛奶、蛋黄、砂糖、桂皮、肉豆蔻酿的酒能增进夫妻和睦等说法。

看来，在春药这件事上，地球人都一样。

草毒之害：
以巫术为依据的药理

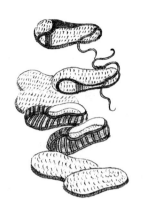

《神农本草经》/ 龙肉与龙骨 / 怪诞
的联想 / 立春之雨水 / 破草鞋 / 死人
的枕头

神农尝百草

设想一下，在茹毛饮血的远古时代，人们吃饭是个很大的问题，为了
生存下去，只能想各种方法填饱肚子。于是，草籽、野果、各类动物等便
成了远古人们维持生活的基本食粮。但在这些食物中，尤其是植物，含有
很多有毒物质，一不小心吃下去很容易中毒。后来出现了一个医者仁心的
人，他为帮助大家，不想让悲剧一再发生，决心尝遍所有的东西。他就是
神农氏，远古时代的炎帝。后来他发明了医药，据说还创作了我国古代第
一部中药学著作《神农本草经》；他还教当时的人进行农业生产……可以
说是华夏史上一位传奇人物。

众多的中医典籍中都记载了他的辉煌事迹，尤其经常出现的一句话就
是："神农尝百草，一日而遇七十毒。"当然这种说法在很大程度上有夸张
的成分，但可以看出古人对神农的崇敬。问题来了：神农一天之内中毒70
次，竟然没有死？按现在的逻辑和认识，这绝对是不可能之事。但我们还
是要问：神农一天尝百十种草，遇到70种毒，为什么没有中毒而死？难

道他真有超乎常人的神力？

关键在于这个"毒"字该如何理解。它肯定不是我们今天意义上的"毒药"，那它究竟是什么呢？

"百草"，即指植物，很容易理解。而对于"毒"，明朝的医学家张介宾曾做过解释："毒药者，总括药饵而言。凡能除病者，皆可称为毒药。"这么一解释就相当明了了，远古时候所说的"毒药"，指的就是能祛病的东西，毒药泛指药物。

虚幻的药物

古人在长期采药的过程中，发现有些植物对人体有益，甚至能治病，有些植物则有害。就这样，人们逐渐积累了丰富的医药知识。但是我们不能否认，古人对药物的认识很多并不科学，有很强的巫术和神秘色彩，这就难免导致很多似是而非的结论。这也为中药史上的医疗谎言之路埋下了伏笔。曾经就出现过一些基于巫术和联想的特殊药物。

《山海经》中就记载了许多奇怪的药物："青丘之山，有兽焉，其状如狐而九尾……食者不蛊……符禺之山，其草多条，其状如葵……食之使人不惑……"

据说青丘山有九尾兽，吃了它可以不得蛊病；符禺山有葵草，吃了它可以让人不惑。这些药物显然是当时的人们幻想出来的。

跟这些药物类似的就是幻化出来的药物，种类还不少，主要是受道家、仙家的影响。它们多从传说中而来，比如龙肉、凤石、彭侯等奇怪的药物；《本草纲目》说龙肉能"养精神，定魂魄，安五脏……下脓血……收敛生肌"等；而凤石则能"利血脉，安神"；彭侯是"木之精"，像黑狗，没有尾巴，有"辟邪，令人志壮"的功效……这些药物虽然平常用不

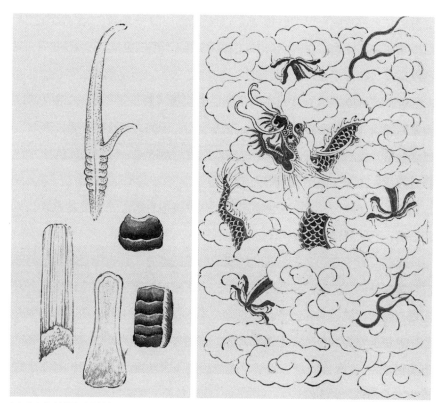

《本草品汇精要》所绘的"龙"及"龙骨",在古人眼里,它们都是药材,皆可入药。

到,但是到了危急时刻,还是有人病急乱投医,把这些传说中的药物当作真实存在的东西,跋山涉水苦苦寻觅,结果当然是竹篮打水一场空。

衣服、木头、草鞋……都是药中佳品

上面提到的几种药毕竟不存在,人吃不到,自然不会有实际的不良反应。但另外一类经常被利用的取象比类的药物,就不一定了。本书相关章节有具体的介绍。对于这类药,林语堂先生曾很明确地指出其根底:"完全来自文字游戏或怪诞的联想。"比如蟾蜍的皮肤多皱褶，人们就用它来治皮肤病；又如蟾蜍属"阴"，人们就用它来治疗阴蚀病等，太过于"顾名思义"。

对于这一点，李时珍的《本草纲目》可能"脱不了干系"。以立春这一天的雨水来举例，书上说"夫妻各饮一杯，还房，当获时有子，神效"，喝立春当天的雨水就能怀孕。而李时珍对此的解释是：立春当天的雨水含春天的"生发之气"，所以可以治疗不孕。

不管用何种药，实事求是很重要，有效就是有效，无效就是无效，不能乱说，不然很容易导致不良后果。

现在街道两旁的墙面上或一些犄角旮旯的地方，经常能看到"根治癌症""彻底治愈高血压""神丹"等小广告，虚假至极。其实古代也有夸大药效、完全自说自话的例子。李时珍在《本草纲目》中列出的服器部中介绍，人身上穿的衣服，家里用的蒸笼、灯盏等，都是治病的良药。说到这里不得不说，《本草纲目》的医学地位虽然不容置疑，但其中也有不少光怪陆离的内容，应该摒弃。

除了《本草纲目》外，像《千金方衍义》等医学书也有类似的记载，比如人要是得了伤寒阴阳易的病（伤寒或瘟疫等病后余热未净，然后由房事传给对方），若妻子得病，可以取丈夫中裈（古代的裤子）近隐处烧服，每天用三次，就能"小便即利，阴头微肿，此为愈矣"；同样，丈夫得病，就取妻子裤子的相应部位来用。

另外，月食这天，人们为了"拯救"月亮，拿着锅碗瓢盆敲打，而敲击的木头竟然也能产生药气，可以拿来入药，主要用于治疗月蚀疮（类似于西医中的外耳道湿疹或耳后间擦性湿疹）。还有让人感觉更荒诞的：路边的破草鞋也能药用！怎么用呢？孕妇可以拿来催产："产妇催生，路旁破草鞋一只，洗净烧灰，酒服二钱，如得左足生男，右足生女……"一只破草鞋就能控制孕妇肚子里胎儿的性别，着实让人感到匪夷所思。

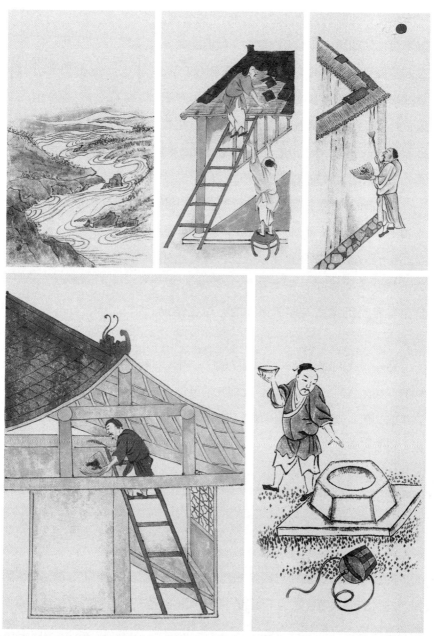

东流水（流向东方的水）、乌古瓦（古屋上的瓦，因已陈旧带乌黑色，故名）、东壁土（东边墙上的泥土）、梁上尘（古屋里的倒挂尘）、井华水（早晨第一次汲取的井泉水），在古人眼中，它们都因为暗含的方位、时间等特质，被认为可调理阴阳，以治疗不同的疾病。

还有更劲爆的，比如这段记载："缢死人，其下有物如麸炭，即时掘取便得，稍迟则深入矣。不掘则必有再缢之祸。盖人受阴阳二气，合成形体。魂魄聚则生，散则死。死则魂升于天，魄降于地。魄属阴，其精沉沦入地，化为此物；亦犹星陨为石，虎死目光坠地化为白石，人血入地为磷为碧之意也。"

上吊而死的人脚底下的黑色的土可以用来镇心，安神魄，定惊怖癫狂。因为这样的"土"乃是人魄，属阴，可以入药。还有用死人的枕头来治病的，听着都让人不寒而栗。而这些不过都是古人迷信鬼神的心理在作祟罢了。

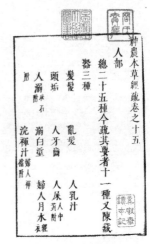

《神农本草经》中"人部"部分药材，如头发、头垢、人的粪便、女性月经等都可入药。

另外，我们都知道"物以稀为贵"，古人对药物的认识也不例外。古代的一些医生对此也很迷信，比如我们经常在古代医学典籍中读到"经霜三年的某药""原配某动物一对""冬天的××"等，看来应该是受某些神鬼传说的毒害不浅。

"别坊"与赐药

为什么会出现这种对药物如此"崇拜"的现象？很重要的一个原因是，古代的很多老百姓买不起药，或者买不到药——老百姓看病难，看病贵，真的是古已有之。

为了解决买不起药的困境，古代的上层阶级有时会做一些善举，比如朝廷会赐药，地方官员有时会组织免费的医疗活动。赐药作为历朝施行的一种仁政，从秦朝到清朝的史料中都可以找到相关记载。

西汉时期的很多皇帝都曾赐过药。元始二年（公元 2 年），年仅 10 岁的汉平帝刘衍当政，但真正把持朝政的是王莽。当时，不少地方发生旱灾、蝗灾，其中青州（在今天山东省境内）最严重。为了解决这一问题，王莽就以朝廷的名义为灾民免费发药，还提供免费的医疗服务。

魏晋南北朝时期，乱世纷争，百姓买药就医更是大问题。北魏的朝廷倒是很重视，建立了"别坊"，它是中国历史上第一个面向基层的政府性医疗机构，专为穷人提供医疗服务，医疗费用全部由朝廷负担。

到了宋朝，更多的皇帝开始赐药，比如 1187 年，宋孝宗赵昚就要求所有的医务工作者走到临安城街头，挨家挨户上门发药。而地方官员会亲自到疫区慰问、送药。但这些措施不能从本质上改善老百姓的困境。

古代的假药伎俩

老百姓吃不起药，吃不到真药，经常会买到假药。目前已知的最早的关于假药的记录，可能要数西晋的张华在《博物志》里提到的"荠苨乱人参"。

荠苨，又叫地参，跟人参长得很像，很容易以假乱真。后来陆续又出现了用和尚草、沙参、桔梗、商陆、香菜根等冒充人参的事例。

人参贵，人们就用假药来充当，某种意义上可以理解。但便宜的药就能例外吗？也有冒充的。

宋朝著名的大判官胡石壁曾有一次做起质检员的工作：他让手下去市场上随机买几家药铺的荜澄茄（一种常用中药，胡椒科植物的果实）。结果买回来一看，里面都是陈腐细碎，还有很多树杈和草叶子。再检验别的药，发现还有人用粪坑里的砖头吊霜冒充冰片，把豌豆用松香炮制后冒充乳香……可见，不论古人还是现代人，为了利益，是什么都想得出来，且干得出来的。

在中华民族灿烂的医药史中，的确诞生了多种多样的医药文化瑰宝，其中蕴含的奇特的医学理论和哲学思维，至今都让人惊叹。但不可否认的是，其中也掺杂着大量从远古时代流传下来的巫术、神话色彩浓厚的东西。

这些奇怪的药物记载和事例，从侧面反映出我国古人艰苦的生活环境和低劣的医疗条件。而对于古人流传下来的异常丰富的医药知识，该如何科学、理性地对待和解析，恐怕是摆在很多传统文化爱好者和中医药爱好者面前的一大课题。也许，是舍则该舍，这样才能让真正的精粹为更多人所知，让更多人受益。

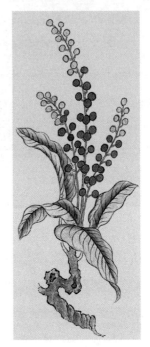

荜澄茄

辟谷疗法：
刺激人体潜能和禀赋？

伸颈吞气 / 庄子 / 餐风饮露 / 三尸虫 /
辟谷冬令营

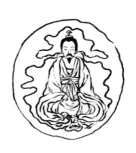

苏轼在《东坡志林》中记载了一个神奇的故事：北宋年间，河北发大水，到处都是尸体。有一对夫妻抱着自己的小孩，但因为没有饭和奶喂，孩子奄奄一息，快饿死了。这对夫妻不能继续带孩子走，也不忍心看孩子被别人吃掉，该怎么办呢？后来他们看到一处墓地，就把孩子放在墓地旁，让他自生自灭。

令他们想不到的是，第二年他们又路过这个地方，震惊地发现孩子竟然没死，而且精神比以前还好。他们简直不敢相信自己的眼睛。更神奇的是，孩子还认得他们。这究竟是怎么一回事呢？据说，这个小孩天赋异禀，虽然没有吃的，竟然学会了模仿蟾蜍吸气和吐气的方法，奇迹般地活了下来。

同样，《异闻集》中也记载了类似的故事，只不过故事中的小孩是跟乌龟

与雪花六出此殆阴阳之理今桃杏六出双仁皆殺人者失常故也此殆阴阳之理木石之蠹者必不沙爛沙爛必不蠹而能浮不浮者亦殺人余嘗考其理既沙爛散則不能蘊蓄而生蠹瓜至甘而不蠹者以其沙也此雖末事亦理有不可敧者富彦國在青社河北大饑民爭歸之有夫婦貧負一子未幾迫於饑困不能皆全棄之道左空塚中而去歲定還鄉過此塚欲收其骨則兒尚活肥健愈於未棄

苏轼在《东坡志林》中记载的神奇故事

学的"伸颈吞气"。

很显然，上面的故事有很大的杜撰成分，权且当作趣闻来看即可。不过有一点让人感到神奇，就是故事中孩子特殊的"自救法"。实际上，这是辟谷服气，即辟谷的一种。作为我国古代道教的一种传统养生术，其历史源远流长。

辟谷的来龙去脉

同现代人一样，古人当然也想长寿，于是，他们就开动脑筋，想出各种各样的方法，吃、喝、玩、乐，各个方面无所不包。而其中，辟谷就是很特殊的一种。

辟谷也叫却谷、服气、休粮等，源于先秦时期。这里的"辟"，跟"避"是通假字，是逃避的意思。所以，辟谷的意思就是远离谷物，不吃五谷。

辟谷在我国已经有 3000 多年历史，而且从者众，有一些还是有名的大人物，像大思想家老子、庄子，"太极宗师"张三丰，道教创始人张道陵，全真道开创者王重阳等，都是辟谷的支持者。

庄子在《逍遥游》里就曾提及："……有神人居焉，肌肤若冰雪，绰约若处子。不食五谷，吸风饮露，乘云气，御飞龙，而游乎四海之外……"马王堆出土的战国时代的《却谷食气篇》中，同样有关于辟谷疗法的内容："却谷者食石韦。朔日食质，日贺（加）一节，旬五而［止］……"

不过，最开始一些人选择辟谷，并不是为了养生或减肥美容。要知道，当时很多平民百姓吃饭都是大问题，很多人选择辟谷，是不得已而为之：为逃荒，求生存。古时候经常闹饥荒，根本没有足够的食物吃，人们就想到用这个方法。现代人却反了过来，不是因为食物少，而是因

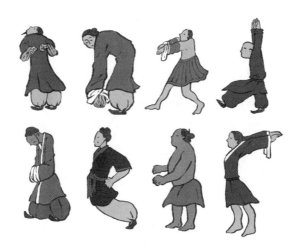

长沙马王堆汉墓出土的《导引图》(局部)

为吃得太多。

后来道教看出了辟谷的隐藏"价值"，于是将其承袭了下来，同时进行了改进，将之演化成一种特别的修炼方法：辟谷服气。这种方法最初是仿生，模仿乌龟、蛇、青蛙等动物的呼吸。

道家为何会选择辟谷呢？

道教的《太平经》是一本治身治国的经书，书中首先提出，辟谷既可以养个人，还可以养众生，即"助国家养民，助天地食主……君臣民足以安身心，理其职，富者足以存财，贫者足以度躯"，如此一来，"吉岁可以兴利，凶年可以存民"。由此可以看出，提倡辟谷，一方面是解决"民以食为天"的无可奈何的诉求，另一方面也是统治阶级为应对困境而提出的一种解决方略。

此外，道家还有一个特殊理论，认为人体内有一种有害的东西，叫"三尸"，或"三虫"，之所以出现这种东西，是由于人吃进身体的五谷杂粮。五谷性浊，不干净，对轻身修炼不好，会危害人体，所以需要将它们从身体内避掉。

由于道家追求成仙，"脏"东西自然是越少越好，辟谷服气当然是一种绝妙的方法了。通过这个方法，他们想着人体的内气会慢慢充盈，练到一定的程度后，就会达到不吃五谷或其他粮食的阶段，且人也不会感到饿。此外，人的智力、精力和体力也不会受影响，甚至比辟谷之前更好，像换了一个人似的。更妙的是，他们认为这种方法还可以刺激身体潜在的功能和先天禀赋，使人重新得到改造，甚至达到长生不老的目的。用一个词形容就是——重生。这种状态很像金庸武侠小说《天龙八部》中的逍遥派，简直是神仙般的存在。

但是这么高深的功夫，不是一般人能练的。想要辟谷，需要先服气来引导。什么是服气？服就是吃，服气就是吃气，吐纳。

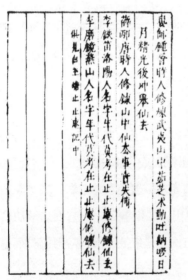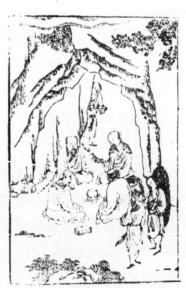

徐表然撰《武夷志略》中的辟谷插图，在古人眼中，辟谷可使人轻身成仙。

三尸狯乱，人难成仙

三尸，事实上起源于古人的魂魄观与鬼神观，经道家人格化以后，成为一种形象，是道家医学和修炼方术的重要观点。关于"三尸"的最早记载出自《汉武帝内传》。据说当年汉武帝之所以成不了仙，就是因为"三尸狯乱"。葛洪在《抱朴子·内篇》中有更详细的分析：

"……又言身中有三尸，三尸之为物，虽无形而实魂灵鬼神之属也。欲使人早死，此尸当得作鬼，自放纵游行，享人祭酹。是以每到庚申之日，辄上天白司命，道人所为过失……"即人身体里面住着三尸虫，这种虫子没有形体，属于鬼神一类，它们虽然寄居在人体中，却巴不得人早点死掉，这样就可以出来享用祭祀死者的贡品了。每逢"庚申之日"（源自我国古代的一种干支记时法），三尸虫就会上天向司命神打人的小报告，通常是60天一次。古人在庚申日这一天是彻夜不眠的……

三尸虫有什么危害呢？《酉阳杂俎》中说："三尸一日三朝，上尸青姑伐人眼，中尸白姑伐人五藏，下尸血姑伐人胃。"它们会让人浑身受损。除了一般意义上的危害外，它们还有形而上学的意思，即象征着欲望的"恶门"。至于为什么会有三尸虫这个概念，很多专家学者认为，这可能是来源于蛔虫或寄生虫。

辟谷服气，并非什么都不吃

古时的辟谷服气一般有两种：一种是什么东西也不吃，只服气，所谓"餐风饮露""吐纳日月精华"，不食任何"世间浊物"。今天来看，这种认识是错误的，是对辟谷养生的误解；另外一种是，不吃五谷，但会吃点其他的食物或药物，而且药物很重要。

古人辟谷有专门的食材来调理身体，以保证人日常的热量摄入。那他们究竟吃什么呢？

选择其实很丰富。古代方士辟谷，常选的食物有红枣、黑豆、黄精、胡麻、茯苓、天门冬、白蜡、松脂、花生米、核桃、何首乌、芝麻、麦门冬、白术、地黄、莲花子、核桃肉、蜂蜜等，还可以吃一些水果和蔬菜，但每次食用量不宜多。有的人也会饮酒。

如果在辟谷期确实感到饿了，实在支撑不住，则可以吃一些凉拌蔬菜，喝点稀饭。

《圣便良方》中就记载了关于辟谷期服药的妙方："松脂（研），杏仁（去皮尖，炒为米），枣肉（焙干，为末），茯苓（去皮，为末），蜡（熔为药水），上五味各等分，合成丸如梧桐子大。食后饥服五十丸便不饥，功效甚多。"《千金翼方》中则记载有"松子丸"："松子、菊花等分，松脂，蜜丸。"方子中包含松子和菊花，辅材是蜂蜜和松脂。

在食物选择方面，古人辟谷时对红枣、蜂蜜很重视。人们认为红枣是良药，具有镇静、催眠、降压、增强肌肉的功效，很多人很推崇它，比如张仲景、李时珍等。而蜂蜜呢，因为它含有丰富的葡萄糖、果糖等，能滋补健体，古人通常把它当作重要的辅助药饵。

禁忌派

曾有一男子，因为血糖偏高，瞒着家人去山里参加所谓的辟谷冬令营，结果不但血糖没降下来，反而病情加重，两个大脚趾坏死，最后只能手术截掉，才保住一条命。而另一个人就没他这么幸运了，不但血糖没有降下来，连命也搭了进去。还有人因为不正确的辟谷，诱发肝腹水、食道静脉怒张破裂大量呕血，最后经抢救无效死亡。

事实上，这些人根本没弄清楚辟谷真正的含义，仅是道听途说而已，在没有弄清楚真相的情况下，赔了金钱，又折了身体。

实际上，辟谷有很多弊端，并非所有人都适合，盲目地辟谷很容易适得其反。另外，每个人的体质不同，不能一概而论，千人千面，要根据自己的情况正确选择。

辟谷还有一些禁忌人群。比如精神病患者、晚期癌症患者、胃溃疡穿孔的人、严重心肌梗死的人、有严重肾病的人、有传染病的人等，都不适合辟谷。此外，身体特别瘦的人、情绪变化特别大的人、心理压力特别大的人、重体力劳动者，都不适合选择辟谷。这类人通过辟谷虽然可以去除身体不适，但却容易出现其他新的健康问题。

辟谷是一种用于个人养生、修炼的道术，需要师承和老师的指导，真正纯粹的辟谷讲究吐纳、闭息、服气、观想、站桩、打坐等基本功，没有根基的人是很难做到的。

辟谷之前，要做好准备：身体、心理、精神等，缺一不可。辟谷的时间也要根据自己的实际状况来，以安全为上，自然为度，不要片面追求效果。要有始有终，把握好时机，不能太执着，避免自食恶果，比如导致营养不良，耗散元气，有的人甚至因为营养不良、脏器衰竭而死。

因此，我们既不要迷信辟谷"治百病""长寿成仙"，也不要盲目修习；既不能将其迷信化，也不能将其神话化，认为它无所不能。选择辟谷，要建立在正确认识和理解辟谷的基础之上；另外，辟谷是充分条件，而非必要条件；且辟谷不等于不吃不喝。

此外，还应警惕一些别有用心之人，他们很容易利用人的心理暗示，夸大辟谷的功效，诱导大众进行辟谷，从而牟取高额利润。曾有一年，广东罗浮山有一个5天辟谷班，一个人的体验价近7000元，还不包括住宿费、交通费。还有一些人利用人们养生心切的心理，做出违法的行为，更是令人不齿。曾有一位自称李一的"道长"以辟谷的名义开班，后来被举报"乱搞男女关系"，跌下神坛。我们对这样的人当万分谨慎，必要时要及时拿起法律武器。

取象比类：
想象力"恶之花"

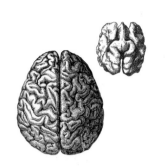

蜘蛛网治健忘 / 表象与意象 / 五色与
五脏 / "失眠第一汤"与甘澜水

　　中医学是人类历史文明中的一颗璀璨明珠，它在我国的历史长河中绵延千年，是中华历史文明的继承者，体现了中国人对未知世界的探索欲望，也凸显出中华文化的奥妙。

　　现代西方医学在科技发展的推动下发展迅速，中医则在历史的长河中随着时光慢慢踱步前进，现代科技会让中医学的发展向左还是向右，不禁让人好奇不已。

　　虽然屠呦呦院士从中药中提取青蒿素，获得诺贝尔医学奖，让不少人开始重新审视中医药的存在意义，但是，任何事物都有两面性，人们对中医学的态度依旧褒贬不一：有人为它摇旗呐喊，积极背书；也有人对它不屑一顾，冷嘲热讽；其他人则处在一种"丈二和尚摸不着头脑"的尴尬境地：不知该"向左走"还是"向右走"。

　　对中医学持怀疑和否定态度的一拨人，也是有自己的论据来佐证其观点的，比如中医学的"取象比类"治疗法，这大概是导致一些人有这种截然相反的态度的重要原因之一。

过于想当然的治病逻辑

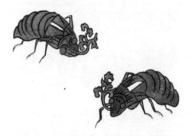

因蝉"善脱"，古人就用蝉皮治难产，希望女人分娩能像蝉蜕皮一样顺利。

我们不妨先来看古代医书中的几个奇特"妙方"：

翻开明朝的陈嘉谟撰写的《本草蒙筌》，有一种治病的药方很是奇妙，这个妙方可以称为"蜘蛛网治健忘方"。

怎么个奇妙法呢？蜘蛛网"七夕取食，方获奇效"，即七夕这天取来的蜘蛛网，可以拿来治疗健忘，而且疗效十分好。

再来看清朝张璐撰写的《千金方衍义》，这本书里面也有奇妙的药方。比如"蝉皮方"：取两个蝉皮，弄成粉末，三指撮，就温酒服用。

这个方子是治什么的呢？治疗"逆生"或"横生不出"，就是女性分娩时孩子的脚先出来（正常情况下应该是头先出来），或者干脆生不出来。

再比如"蛤蟆兔屎方"："蛤蟆兔屎，上二味等分为末，取敷疮上。"

这又是治什么病的方子呢？——阴蚀，又叫阴疮，就是生殖器部位长了肿块或者出现溃烂，成了疮。按照这个方子敷药即可！

古人为什么要用这么奇葩的药方呢？

先说"蜘蛛网治健忘方"。为什么选蜘蛛网治健忘？还要选七夕这天去取？我国传统的七夕节在古代也叫乞巧节。神话中的织女非常心灵手巧，所以，女孩子在七月初七晚上诚心祈求、许愿的话，就会变得聪明、灵巧，可以很快掌握女孩子需要具备的各种生活技能，比如织布、绣花之类。

蜘蛛网又是怎么一回事？它源自蜘蛛网"卜巧"的意思。在七夕这天，捉到蜘蛛后放在一个盒子里藏起来，第二天看蜘蛛结网结得怎么样。如果蜘蛛结网很密，说明"巧"多，捉到蜘蛛的人以后就会心灵手巧；如果结网疏松，"巧"就少，说明这个人容易大意，办事不周。

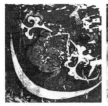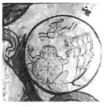

马王堆西汉墓出土帛画中的月亮和磁涧西汉墓壁画中的月亮，可清楚地看到里面有蟾蜍和兔子的形象。

而且，这种"听天由蛛"的习俗从汉代起就已经开始了。

再来说说用蝉皮治难产。古人认为，蝉"善脱"。女人生孩子犹如过鬼门关，人们希望女人分娩能像蝉蜕皮一样顺利，能很容易把孩子生下来——所谓"金蝉脱壳"也。

如此一说，蛇也能蜕皮，那么用蛇皮也行吗？答案是肯定的。蛇也是"善脱"的动物，所以也能用，《太平惠民和剂局方》中记载的就是用蛇蜕的皮来治疗。

选蛤蟆和兔屎来治疗"阴蚀"，则跟古代的特殊信仰有关。在古代的传说中，兔子原是月亮上的生物（可追溯到嫦娥奔月、玉兔捣药等神话），而月亮属"阴"，与太阳所属的"阳"相对，那么属于月宫的兔子的屎就可以治"阴"蚀。至于蛤蟆一说，据说是一只三只脚的、像蛤蟆的妖怪，为了吸收月亮的光，把月亮吞了，所以才出现了"月食"，所以蛤蟆也是可以克"阴"的。

除此之外，人们还用蝙蝠治疗视力不好——蝙蝠在夜间飞行；用猫屎治疗老鼠咬伤——动物相克；用小麦苗汁治疗黄疸——小麦苗在春天生长，所以能通达肝气……对于这样的解释，如今看来未免太过儿戏。要说蝙蝠在夜间飞行，那猫头鹰也是夜行动物；猫捉老鼠，老鹰也能捉；不只小麦苗在春天生长，那么多植物都是春天开始复苏……如果用这样的逻辑就能想出办法治病，想来人人都有自己的一套"独门秘方"了。

吃啥补啥

前面提到的古人治病方法，其实可以归结为"取象比类"治疗法。古人选取治病的药材，并不是按照药材所含成分是否治病这一标准，而是一厢情愿地根据药材与人类"相似"的"特性"来做选择，这种选择药材的方法可以称之为"取象比类"。

那究竟什么是"取象比类"呢？想要一探究竟的话，我国古代大文学家苏轼可以给大家答疑解惑。他的文章《荔枝似江瑶柱说》中有这样一段话：

> 仆尝问："荔枝何所似？"或曰："似龙眼。"坐客皆笑其陋，荔枝实无所似也。仆曰："荔枝似江瑶柱。"应者皆怃然，仆亦不辩。昨日见毕仲游，仆问："杜甫似何人？"仲游云："似司马迁。"仆喜而不答，盖与曩言会也。

在这个故事中，认为"荔枝似龙眼"是直观感受，只是看到了两者的表象——都是圆的、甜的，并没有指出它们之间本质的区别，所以客人都笑了。

后又说"荔枝似江瑶柱"，"江瑶柱"是用江瑶贝的闭壳肌制成的一种名贵的海味小吃。这一类比已经超越了形体的表象类比，而是通过这种名贵的小吃来夸赞荔枝的高贵品性（苏轼很爱吃荔枝），这种非直观逻辑的类比相较之前的"龙眼"更进一步。但这种类比的问题是有很大的个人主观性，无论从形态还是从质地，两者好像都不相干，也没有相似之处，只是苏轼自己给荔枝赋予的一种类比关系。对这个类比，人们拍掌而笑，但苏轼却认为自己的类比很准。

后来，苏轼遇见了好朋友毕仲游，就问他："杜甫像什么人？"朋友说："像司马迁。"苏轼听后，"喜而不答"，欣然默许。为什么？毕仲游用司马迁比杜甫，当然是从两人的学识、才华、内在品性和对历史的影响力上来说的，而跟他有同样学识的苏轼，认为他的这种类比极有道理。

苏轼和他的朋友正是通过直觉思维，用取象比类的方法，表达了不同事物内在的相同本质和规律，他们两个的认同感是建立在对杜甫和司马迁有同样认知的基础上的。如果换成问仆人，这一类比恐怕就不成立了。这是古代关于取象比类一个很有名的故事。

简而言之，取象比类是将符合同一规律的事物归于一类来研究的思维方式，它在物象的基础上，靠想象直接进行推论。比如看到 A，通过想象挪用到有类似特点或情景的 B 上，而不管它们是不是真的有直接或间接的关联。取象比类是中医学常见的一种思维模式，中医学也因此学说而被很多人质疑和否定。

"天人合一"的思想根源

取象比类的起源可追溯到 6000 多年以前古人"天人合一"的思想：人和自然在本质上是相通的，一切人事都应顺乎自然规律，达到人与自然的和谐。

西医治病要求明确的定性、定量、定位，必须有直接的效果；而中医就稍有不同，它还包含了中国特有的阴阳五行、天人感应及气化学说，还有《易经》中所表达的"万事万物都处于变动中"等哲学思想。所以，如果说西医治病的理念是静态的，那么中医的理念则是动态的。

"取象比类"中的"象"有三种不同的含义。第一种是最简单的，即单纯表象和体征，就是外表看起来像；第二种是"意象"，这一种逻辑稍微高深（或者无理）一点，把主观的意念附加于某种符合意念的事物之上；第三种是将事物归类，总结它们的共同规律。如果不同事物存在某种相似性，可以将其归为一类；甚至可以设定某种标准，把不同种类的物象联系起来——即便它们没有关系，也可以"撮合"到一起。

从季节上看，树木花草和人处于夏天的时候，就同处于同一"火象"，因为天气炎热，跟处于着火的状态很像；同时，人的脏器中的心脏跳动力很强，如同火苗一样，使人有了体温，所以也属火；从地理位置上看，南方比较热，热得如同下火了一样，所以南方也属火；等等。此种类比之象处处可见。

与之相对应的，春天万物复苏，则是"木象"；秋天累累硕果，处处一片金色，是"金象"；冬天冰雪覆盖，是"水象"……

再比如，所有事物上部都具"阳象"，下部则是"阴象"；奇数为阳象，偶数为阴象……不胜枚举。

在这样的思维模式下，古人治病也不会像西医那样，研究化学成分、化学元素、DNA、细胞等，反而把精力放在研究万物的生长习性、气机变化上。

红色的食材在古人看来属"火象"，而人体心脏也属"火象"，所以红色食材补心，对心脏有益，心脏不舒服可多吃红色食物，如红枣、红豆。

绿色食材属"木象"，而人体的肝脏也属"木象"，所以绿色蔬菜对肝脏有好处，肝不好就多吃点菠菜、青菜、黄瓜等。

以此类推，白色食材对肺有好处，黑色食材对肾好，黄色食材能补脾——这就是中医很有名的"五色对应五脏"学说。

再介绍另一个很有意思的药方，《黄帝内经》中的"失眠第一汤"——半夏秫米汤，对这个药方的治病机制，现代人听完之后肯定要"拍掌而笑"了。

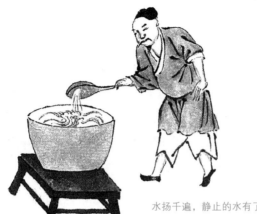

水扬千遍，静止的水有了"流动"的气力，可通
达阴阳，用此水煮药，其效甚显。

以流水千里以外者八升，扬之万遍，取其清五升，煮之，炊
以苇薪火，沸置秫米一升，治半夏五合，徐炊，令竭为一升半，
去其滓，饮汁一小杯，日三稍益，以知为度，故其病新发者，复
杯则卧，汗出则已矣。久者，三饮而已也。

将盆内的水用瓢扬起来、倒下去，重复多次，直到看到水面上有数不
清的水珠滚来滚去。这时候的水被称为"甘澜水"。然后取部分清水，烧
芦苇煮沸，然后加粟米、半夏，慢慢烧到一定程度，去掉渣滓。每次喝一
小杯，每天三次。新发病的人喝两杯后躺下，出汗后，失眠就可痊愈；至
于久受失眠困扰的人，则需要喝三杯。

普通的清水被搅了几次就变得不一样，就有了神效？在古人看来，一
个人阴阳之气不通达——"阳不入阴"，就会失眠。这个药方中，把水扬
起来又倒下去，重复多次，这样一来，水就富有了"流动"的气力。至
于芦苇，它则代表"空心通达"，粟米代表"黏滑"，半夏代表"潜阳入
阴"——这些事物结合起来做成汤药，就能让病人阴阳通达，阳也能入阴，
就能治疗失眠。

取象之辨

作为一种唯象理论，取象原是我国古人通过眼睛直观得来，再用一些特殊方式（类比、象征等）来认识这个大千世界的奇妙方式。它的观察方式可以由表及里、由外到内，有很大的主观随意性，虽说不失为一种探索事物的研究方法，有助于了解某种属性，但它也给中医治疗带来了表象性、模糊性、不确定性，这在治病中存在相当大的风险和禁忌，容易酿成悲剧。

要知道，不同事物、不同的人，除了拥有相似性，更多的是差异性，况且，相似的属性之间也不一定有必然联系。只谈相似性而忽略差异性，难免存在很大弊端。

因此古人取象比类的思考模式就显得轻率，不利于人们进行深入思考，对药物和疾病的本质认识也更容易出现偏差和谬误。

取象比类完全没有效果吗？也不是，有时会有效果，所以经常出现有时有效、有时无效，甚至加重病情的现象。很多冒这种风险以身试法的人，多是处于走投无路的境地；当然，想想古代人知识贫乏，很多人也是任由命运摆布而已。

所以，对取象比类治病的思维，应该客观地认识，纵然不能一概否定，但也不能盲目相信。对于根据明显不合理的联系而得出的让人啼笑皆非的结论，我们更应该果断舍弃。

方剂名称里的取象思维

取象比类所包含的内容很广，譬如古代医学典籍中的"大方"和"小方"，"缓方"和"急方"，"奇方""偶方"和"复方"，"汤剂""丸剂"和"散剂"，也有类似的意思在里面。

大方就是药物种类多、药量大、药力猛的药，主要用来治疗重病或下焦病；小方治疗较轻的疾病或者上焦病，药量轻，或药物种类少。

缓方是让疾病慢慢消失，而不用迅速达到药效，主要用来治疗慢性虚弱症状；急方就是治疗急病重病的药方，通常用汤剂，药性强，气味雄厚。

奇方的"奇"是奇偶数的奇，所用的中药数量是单数的，主要用来治疗病因单纯的疾病；偶方所用的中药数量是双数的，用来治疗病因复杂的疾病；而复方是两个或两个以上的药方组成的药方，在原处方基础上加药也属于复方。

汤剂，"汤"通"荡"，用来治疗重病；丸剂，"丸"通"缓"，主要治疗慢性病；散剂，主要治疗急病。

专题：
酸碱体质骗局

除了我国古代流传下来的一些荒诞医学疗法外，很多人对国外的荒诞健康理论也照收不误，其中的"酸碱体质"理论恐怕是影响最大、波及面最广的一种，至今还在流传。

人的体质也分酸碱？

酸碱体质理论的创始人是曾被称为美国"酸碱理论之父"的罗伯特·杨(Robert Oldham Young)。这一理论曾在全世界掀起一股潮流。而在 2018 年，这位大名鼎鼎的人物被美国法庭判处赔偿 1.05 亿美元，杨也当庭承认，"酸碱体质理论"根本就是个骗局。

起诉杨的是一名癌症患者，他曾指控杨玩忽职守和涉嫌欺诈。当时杨建议这名患者放弃化疗和传统治疗方法，按照酸碱体质理论来进行治疗，疗效如何？据该患者的律师称，患者选择杨的这种方法治疗后，不但没有好转，原来的病情还恶化到了四级，相当于癌症晚期。

那么酸碱体质理论是如何传播开来的呢？

2002 年，欧阳在《pH 的奇迹》(The pH Miracle)一书中宣称，人的体质有酸碱之分，酸性体质的人是不健康的，甚至有潜在的容易得癌症、肥胖、骨质疏松等病的危险；而想要保持健康，必须让身体处于碱性环境。根据他自创的理论，欧阳提出要戒除红肉、糖类、蛋奶类制品、酒精和咖啡等"酸性食物"，转而食用更为健康的蔬果、谷物、鱼类等"碱性食物"，同时保持低压力的生活。这种生活方式被称为"碱性生活方式"。"独创"的理论总是更容易"石破天惊"，这本书很快风靡全美，成了畅销书，并被翻译成近 20 种文字，在全球广为传播。之后，杨又"乘胜追击"，接连出版了多部著作来推广他的酸碱体质理论，还曾登上美国著名的访谈节目。

2007 年，美国的一名女性患者被查出罹患三期乳腺癌，但她并不认同传统的放化疗等治疗方式，而是想自行治疗。她找到了杨，两人一拍即合。这名女性患者开始听从杨的"碱性饮食法"来治疗癌症。后来，她公开说自己的癌症痊愈了。这让杨的酸碱体质理论大放光彩。杨一跃成为"世界级"健康养生大师，一时间占尽风头。于是，他开始根据自己的理论生产保健品、药物，还在自己的家乡圣迭戈成立了疗养院，最高收费达一晚 2500 美元。如此高的诊疗费，想必治疗肯定要费些周章，然而事情却并非如此。杨的治病方法出奇的简单：普通静脉注射液加小苏打混合物，每针需要 500 美元（似乎只有高昂的售价才配得上"神奇"的理论）。

杨的疗法真如那位女患者所说的那样神奇吗？实际情况是，该女性患者在 3 年后去世。

外来理论好忽悠？

作为舶来品，酸碱体质这一理论给我国造成的不良影响恐怕比很多中国传统的荒诞医术还要流毒深远。成千上万的人曾一度对这一说法深信不疑，一些癌症患者觉得自己又看到了生活的希望，可现实却又一次给了他们一记响亮的耳光。有人曾花几千元购买所谓的"碱性饮水机"，实际上这种饮水机就是多加了几块被商家称为"能量石"的陶片。根据专业人员的检测，它们只是再普通不过的石头而已。这种石头不但没有保健效果，而且天天放在水里，时间一长甚至还有可能产生危害。

事实上，杨在之前的一次非法行医指控中就已经承认自己不是微生物学家、血液病专家、医学专家，更不是自然疗法师，他并没有受过任何科学训练，更别说有专业的资格证了。他的"本科教育"经历更来自一所没有颁发学历资格的野鸡大学，文凭也是花钱买的。

从一开始，国内外的很多科学家、医生和科普工作者就已经公开说过这个理论不过是一个大骗局。比如美国亚利桑那州癌症研究中心的科学家就曾指责酸碱体质理论是捏造的，纯属子虚乌有；很多专业的肾脏病学专家、肿瘤学专家和营养学界的权威人士也都一致认为，"酸碱体质"纯属伪科学，毫无科学根据；中华医学会肾脏病学分会、中国中医研究院等相关机构的专家也指出，现代医学和中医理论中也根本没有所谓的"酸性体质"和"碱性体质"的说法。

即便有这样权威的信息，还是有一波又一波人心甘情愿地掉进了"大师"的陷阱，可见资本的力量多么强大。

一些别有用心的人，对大众渴望健康、害怕疾病的心理早已参透，所以他们不顾事实真相，大肆鼓吹和传播这类伪科学概念，从中牟取暴利。有人就效仿杨的著作，写了很多以"改善酸性体质""把健康'碱'回来"为主题的健康类书籍；还有人把食物的酸碱性列了出来，还把这些"科学的结晶"结集出版！为了更具说服力，他们还拉上中医理论为自己增加所谓的可信度；更有一些推崇酸碱体质理论的人给杨"加官晋爵"，弄出一些子虚乌有的头衔，如"某世界级名校教授""××大奖得主"，似乎非如此不足以彰显其理论的高大上。

这一理论还有一个衍生版，就是"酸性体质生女儿，碱性体质生儿子"。在国内，一些女性曾被家里老人苦口婆心劝说喝苏打水、服小苏打片。某"专家"甚至根据这一理论称人体的"X精子耐酸，Y精子耐碱"，宣扬通过吃药就能调节身体酸碱度，这样就能决定孩子的性别。一些机构根据这种毫无科学性的伪理论制作药物，比如"碱性口服补品""妇用小苏打"等很多"生男产品"。据说某地区一包60克的小苏打，有时竟卖到400元人民币！很多人竟然为此甘愿掏腰包。可见，重男轻女的思想在我国真是无孔不入。

说到这里，不免让人想到"江湖医生"的"里与尖"。靠着一张嘴，把很

科学理解 pH 值

pH 即氢离子浓度指数，被用来描述溶液的酸碱性强度，其数值范围为 0 ~ 14。数值小于 7，溶液呈酸性，数值越小，酸性越强；7 为中性；大于 7 则呈碱性，数值越大，碱性越强。正常人体液的 pH 处于 7.35 ~ 7.45，呈弱碱性，能保持一定的稳定，正常情况下不会出现明显波动。当健康受到影响后，比如遇到感染、外伤等，pH 会向弱酸性转化。

而食物的酸碱性是与食物经过燃烧后的灰分的化学成分中的主要物质有关，跟其在体内的消化、吸收、利用后的代谢产物的性质完全不是一回事。"酸性食物"主要含磷、硫、氯等元素，溶于水后生成酸性溶液，如肉类、谷类以及一些坚果等。"碱性食物"主要含钾、钠、钙、镁等元素，溶于水后生成碱性溶液，如各种蔬果、豆类、奶类等。而像烹调用油、淀粉、食用糖等既非酸性也非碱性，即"中性食物"。

不论何种食材，进入胃里都会变成酸性；而到了肠道，又会被呈碱性的肠液转化成弱碱性的。人不会因为吃某种食物而出现酸碱失衡。另外，人体内部是一个复杂的环境，自身有一定的自我调节能力，比如消化系统、泌尿系统、呼吸系统就能适当地控制体内的酸碱平衡；血液中还有丰富的缓冲物质，比如碳酸盐、磷酸盐、蛋白质等，都可以防止体内酸碱失衡。

多人引向"虚无"的健康陷阱里，不过是"一代新人换旧人"。

既然创始人自己都已承认自己是骗子，信徒们是不是该收手了？事实上并非如此。在广阔的中国保健品市场上，"酸碱体质理论"现在依然大行其道。一些公司还根据这一理论研发出相关的药物、保健品、饮料等。一些所谓的专家也抱着这个"假大腿"不放，"誓死"维护它的科学性，想将其发扬光大。

俗话说：造谣一张嘴，辟谣跑断腿。很多人倾向于接受直接的论断，至于科学合理与否，则觉得自己没有义务去弄清楚，也懒得思索。殊不知，谣言就是通过这种直接粗暴的方式攫取了人的心智。但如果要辟谣就难了，不能简单说对错，还要说明为什么及其背后隐含的理论，最后还要盖棺论定，说清楚究竟是什么。不过经过一番解释，又有多少人能听进去呢？只怕多数人早已满是不耐烦，摆摆手，又带着空洞的头脑去接受另一奇葩理论的荼毒了。

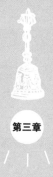

第三章

女性与医疗

"脉诊绝技"
——悬丝诊脉

孙思邈悬丝治难产 / 慈禧太后与太医 /

脉象辨男女 / 传说与夸大

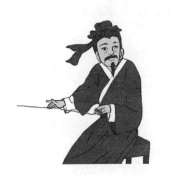

孙思邈给皇后悬丝诊脉?

贞观初年,唐太宗李世民刚继位不久,长孙皇后却遭遇难产,不仅孩子迟迟生不出来,还得了重病,起不来床。太医们都束手无策。这可把唐太宗急坏了,该如何是好?

在此关键时刻,有个叫徐懋功的大臣给唐太宗出了个主意,他说五台山有个名医叫孙思邈,医术超群,对妇科也很精通,被很多人称为"扁鹊再世",可以请他来看一看。唐太宗听完,连忙派人去请孙思邈。

孙思邈自然不敢不从,连夜随人赶到了皇宫。到了皇后的寝宫后,孙思邈本想给皇后切脉,但在当时,身为平民的他根本不被允许接触皇后的"凤体"。可时间又紧急,必须尽快给皇后诊脉,好做下一步的准备。这可怎么办?

孙思邈思考片刻,从口袋里拿出一根丝线,掐成同样长的三截,让太监将线分别拴在皇后右手腕的三个指定位置上。众人对他的做法将信将疑,太监为了测试孙思邈的医术,把丝线拴在了花盆里的冬青根和笼子里

120

的鹦鹉腿上，然后将线头交给孙思邈，孙恩邈很快就识破了太监的伎俩。太监这才对孙思邈的诊疗手段心悦诚服，将丝线拴在了皇后的右手腕上。

孙思邈仔细切过脉后，对唐太宗说，皇后主要是胎位不正导致的难产，才引起了重病，只要喝一服药就能好。唐太宗吩咐孙思邈赶紧开药方。吃了孙思邈开的药，长孙皇后果然很快就把孩子生了下来。

这件事在历史上是真的发生过，还是民间杜撰，现在已很难考证。不过里面提到的悬丝诊脉，作为脉诊中的奇技，却在坊间多有流传，到现在，也有一些人相信医术特别高超的老中医真的能利用悬丝诊脉帮人疗疾治病。

假"悬丝"，真"隔纱"

悬丝诊脉真的存在吗？我们来听听从过去的看病现场留下来的记录。

一位曾侍奉过慈禧太后的太监有过如下记述：

"（慈禧）太后的太医值班，住寿药房……如感不适，先告知李莲英，李传上差首领（太监），叫大夫请脉……传大夫时，药房首领引两位大夫至殿外，先通知御前首领，再由首领进殿报告：'大夫上来了。'回事和小太监先预备请脉的几案和脉枕、手帕。太后或在寝宫，或在外间坐定，小太监说'带大夫'，御前首领方可将大夫带进殿内。大夫进殿先是跪安，太后将手伸出，放在脉枕上，妈妈、女子代蒙一块绸布，两位大夫跪在左右，各诊脉一次。"

从上面的文字我们可以看出，太医为慈禧太后诊脉，并不是"悬丝"，慈禧太后会主动伸出手臂，放在脉枕上，再让身边侍奉的人代蒙一块绸布。

而另一位曾经为慈禧太后充当外文翻译的德龄女士曾目睹太医为慈禧

太后诊病的场景，而据她记载，给慈禧太后蒙的不是绸布，而是极薄的纱绸：

"在太后的左右两边各放一张小桌子，每张桌上都有一个软垫。太后坐在御座上，两条前臂搁在两张小桌上……女侍官帮太后把手腕露出来……各盖一条极薄的手帕……两位太医左右各一，用指尖触那盖着手帕的手腕。"

这么看来，太医给太后看病号脉，根本不是"悬丝诊脉"，至多算是"隔纱诊脉"，所以，古代所谓的悬丝诊脉很可能只是说说而已。

"悬丝诊脉"的真相

据说，皇宫中的后妃生病，总要由贴身的太监、宫女介绍病情给太医，太医也会详细地询问关于后妃们的情况，诸如饮食、大小便、气色、舌象、身体症状等。为了获得真实详尽的情况，太医有时要给太监一些金钱，以便换取更详细的信息。问得差不多了，太医心里也就有了底。到了真正"悬丝诊脉"的时候，太医们屏息静气，沉着切脉，好像真有那么回事一样。当年"京城四大名医"之一的近代医学家施今墨曾经承认，虽然他也悬过丝，但这只不过是一种沽名钓誉的形式罢了。

一位曾给慈禧太后看病的太医披露，有一次他给慈禧太后看病，既看不到她的神色，又不敢问病情，"悬

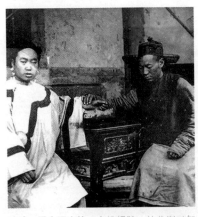

晚清一医生正在给一女性把脉，从此图可知并不是传说中的"悬丝诊脉"，但因男女授受不亲，男医生给女患者把脉要低头，不能直视。

丝诊脉"（其实是隔纱诊脉）完以后，为了得到关于病情的准确信息，他用重金贿赂了内侍和宫女，才想办法开出了消食健脾方，治好了慈禧太后的消化不良。

为什么要这样做呢？古人对"男女之大防"看得很重，而皇宫中的后妃、公主本就身份尊贵，在这方面自然更严格，像前面关于慈禧太后的例子，腕部无论是盖的绸布，还是一片细纱，都有男女之大防的意思在里面。而之所以会变化成悬丝诊脉在坊间流传，多是民间喜好"奇闻"，对其进行了戏剧性的夸大，以此作为茶余饭后的谈资罢了。"悬丝诊脉"的存在只不过是一种表演而已。

诊脉辨腹中雄雌

诊脉是中医诊断疾病比较重要的一步。通常，医生号脉需要接触病人的三个位置来感觉脉象，就是手腕上部离腕部有横纹部位很近的三个位点：寸、关、尺。而脉象通常是非常复杂多变的，复杂到什么程度呢？《脉经》中记载了滑、涩、长、短、洪、细、虚实等 20 多种不同的跳动情况。要想分辨出具体的脉象，医生要有明察秋毫的本领，然后才能根据脉象诊断出病情。

而这么高要求的操作，医生只有亲自用手触及病人的脉搏才行，虽然隔一层纱稍微有些影响，但还是能感觉出来的。而如果远距离诊脉，只靠一条丝线来感受脉搏，是不可能做到的。

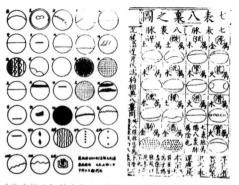

《察病指南》首次将 33 种脉象绘制成直观的图谱。

　　而除了悬丝诊脉，另一个关于诊脉不得不说的"绝招"就是辨别男女性别了。

　　《后汉书·郭玉传》中记载，汉和帝为了测验当太医郭玉的诊脉技术，就找了一个手腕接近女人的男子和一个女子，让两个人同时藏在帷幔后面，只将手腕伸出，让郭玉来诊脉。结果，郭玉竟然发现"脉有男女"，通过脉象分辨出了二人的性别。

　　清朝的医学家周学霆在《三指禅》一书中对男女脉象之别是这么说的："男女异质，尺脉攸分……男脉尺藏，抱朴守真……女脉尺盛，雅秀彬彬，芝香玉砌……"男性的脉象要"藏"一些，女性的脉象要"盛"一些。藏，就是弱一些，盛，就是强一些，这是男女脉象的生理差异导致的。

　　除了能分辨性别以外，还有人请医生切脉诊断孕妇肚子里婴儿的性别。史书里也有不少类似的记载。魏晋时期，著名医学家王叔和在《脉经》里说道："妇人妊娠四月，欲知男女法，左疾为男，右疾为女，俱疾为生二子。"

　　女性妊娠四个月就可以通过诊脉知道肚子里孩子的性别。左手的脉象"疾"（脉来得异常快）的话，怀的是男孩；右手的脉象"疾"的话，怀的是女孩。两侧都"疾"的话，会生双胞胎。而在清朝，吴本立在《女科切要》中的记载稍有不同："左手滑大而疾男，右手滑大而疾女。"左手脉象滑大（脉滑即脉往来流利，如珠滚玉盘之状），跳得快的，是男孩；右手滑大，跳得快的，则是女孩。

　　另外，《订正太素脉秘诀》《太平圣惠方》《脉义简摩》等书对胎儿性别判断也有相关说法，不过在细节上稍微有些差异，大多是利用古代阴阳学说以及"男左女右"等俗说转换而来。

　　脉象只是人体生命活动的一种外在表现，它所能反映出来的健康信息是很有限的，如果将它所表达的信息夸大到神乎其神，太相信诊脉的功效，就太过玄幻，甚至荒诞了。历史上曾因夸大切脉的功效而发生很多荒诞的事件。

对切脉诊断疾病，我们应有正确的态度和合理的期待，一如对待悬丝诊脉这种近于传说的奇妙诊断方法，不盲从，不神化，而这才是现代人应该有的正确的健康观和医学观。

一次脉诊失误

清朝末年，上海名医毛祥麟的一个亲戚来他家找他看病。他一看这个亲戚，神态显得很困乏，面色疲惫，再问症状，咳嗽了一个多月了，而且一走路就喘。毛祥麟就给他的这个亲戚号脉，他一摸，感觉情况不妙，这个亲戚的脉象很不稳定，"心精"已经丧失了。毛祥麟暗自想：他恐怕活不过秋天。但是，碍于这个亲戚本身很贫困，又是个读书人，毛祥麟心怀怜惜，没有明说，给了这个亲戚二两银子，跟他说回家好好调养即可。到了深秋的时候，毛祥麟去这个亲戚家里看望他，不禁吃了一惊：亲戚的病竟然已经好了，人也活蹦乱跳的。

后来，毛祥麟寻找原因，可能是那个亲戚去他家时走得太快，使咳嗽加重，影响了脉象，所以导致判断失误。这件事对毛祥麟影响很大，他以后给人看病也谨慎多了。所以，诊脉虽然是诊断疾病的手段之一，但需要结合病人的其他症状全面考虑，仔细分析，如果依据脉象，凭主观臆测就给出判断，很容易造成失误。

避孕：古人也有"育停"

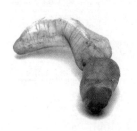

幸运的皇帝赵禥 / 可终身不产的蚕退
纸 / 麝香与藏红花 / 避孕穴 / 毁胎术

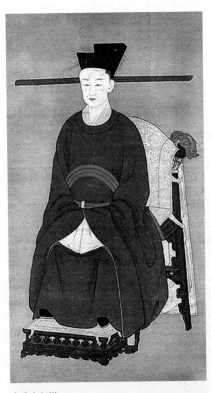

宋度宗赵禥

1240 年，宋太祖的十一世孙赵孟启出生，之后被宋理宗收为养子，并赐名禥，1260 年被立为太子。1264 年 10 月，宋理宗病逝，25 岁的赵禥登基，被称为宋度宗。而实际上，赵禥的出生在某种程度上来讲，可以说是一个"意外"。

赵禥的母亲是齐国夫人黄氏，本是王府中一名小妾，出身微贱，总受正房夫人欺凌。黄氏怀孕后不久，就被正房夫人发现了，于是正房夫人就逼黄氏服打胎药。也许是天意如此，黄氏肚子里的胎儿不但没有被打掉，安全出生，后来还得到全府上下的保护。不过可能由于黄氏服用过打胎药，赵祯天生体弱，很晚才会走路，智力发育较缓，7岁才会说话。不过即便如此，也没有耽误赵祯日后成为宋代有名的荒淫皇帝……

　　赵祯并非我国历史上唯一一个因堕胎药不灵而活下来的皇帝，在他之前的汉献帝刘协，这个汉朝的最后一位皇帝，其出生经历与赵祯十分相似。据说刘协的母亲王美人在得知自己怀孕后，害怕被当时的何皇后迫害，就偷偷地喝了堕胎药。可能堕胎药药力不够或失效了，刘协最终还是被生了下来……

　　两位皇帝都属于命不该绝，而他们的母亲所服的堕胎药到底是何成分，现在已经不得而知，不过，做了皇帝的他们恐怕做梦也没想到，自己竟是靠着不给力的堕胎药才幸免于难。看来，对于我们所熟知的古装剧里的堕胎情节，编剧们可以挑战一下其他的可能。

"菁蓉"之谜

　　《山海经》记载了我国现存最古老的避孕方法："……有草焉，其叶如蕙，其本如桔梗，黑华而不实，名曰菁蓉，食之使人无子。"不过，这个"菁蓉"究竟是什么，现在已无法考证。后来，各个朝代的医书上都有避孕或堕胎药物的记录，比如唐代的《医心方》中就记载了7种。不过，这些避孕或堕胎方法是否真的有效，恐怕先要打一个问号，不然，赵祯这样的人很可能就不存在了。

　　那么，古人为何要避孕或堕胎呢？先来说说古代最至高无上的人——皇帝吧。

　　古代的皇帝要避孕当然不是因为养不起孩子，而是有很多其他考量。皇帝怕史官把自己写成一个荒淫无道的帝王，毕竟人人都想落个好名声，皇帝对此更为看重。另外，后宫佳丽为了争宠，保住自己的地位，避免落入冷宫，会想方设法生孩子，希冀"母凭子贵"。但能不能生下孩子，要看皇帝的喜恶，皇帝不想让某个妃子生，自然有方法让孩子生不下来。还有，皇帝也怕皇子太多，皇子之间争权夺位，毕竟历史上父子兄弟为了皇位相互残杀的例子并不鲜见。

老百姓选择避孕、堕胎，最主要的原因是家境贫困，养不起孩子；或者妻子身体有病，不适合生育。此外，还有一个很重要的原因，就是古人需要缴人头税，生的孩子越多，缴的税也越多。这一规定从秦朝就开始施行，一直到清代乾隆时期才完全被废除。这对一个家庭无疑是沉重的负担，而为了少缴税，只能少生孩子。

所以，虽然古人喜欢子孙满堂，重视多生孩子，但没有钱，也是养不起的，不注意避孕，孩子出生后也得忍饥挨饿，历史上因吃不上饭或吃不饱而死的事情，不是现代人所能想象的。

避孕方：蚕故纸、藏红花

现代人避孕很轻松，吃避孕药或戴安全套就行，非常简单。古人避孕可就没这么简便了。不过，虽然古人没有现在的高科技帮助，但也在钻研避孕方法，其孜孜不倦的劲头有时也让现代人佩服。但佩服归佩服，合不合理，有没有效则要另说了。

我们知道，避孕的原理就是不让精子与卵细胞结合。但古人可没有这么先进的知识储备，他们甚至都不知道女性生殖器的具体生理功能，而只是笼统地将女性的卵子、子宫、阴道的分泌物和体液称作"阴气"，还认定女性的"阴气"取之不竭，而男子的精子则数量有限。而对于怀孕，古人认为胎儿是阳气入阴的精血之物，要想避孕，就要破坏精血的形成。

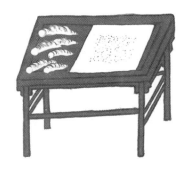

在古人眼里，将蚕蛾卵孵化后的
卵壳烧成末，用酒送服，可以终
身不孕。

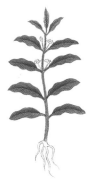

零陵香具有特别浓烈的香气。在古代，女人
如果不想要孩子，经常会用它来避孕。《如懿
传》中即提到，此物导致如懿数十年不孕。

古代针对避孕所采取的措施，目前所知的主要有药食、针灸、穴位按压三种。

古人常用的避孕药物有麝香、水银、蚕故纸、零陵香、苦丁等。比如有一种"凉药"，是含有麝香成分的避孕的汤药。这种汤药不仅可以避孕，还能堕胎。

孙思邈在《千金要方》中介绍了一个另类的避孕方："蚕子故纸方一尺，烧为末，酒服之，终身不产。"蚕子故纸也叫蚕退纸，是蚕蛾科动物家蚕蛾卵孵化后的卵壳，用它烧成末，用酒送服，可以终身不孕。

还有一种"避子汤"，是用寒凉的药物熬成，喝下去后会导致女性宫寒，喝得多了可能就会不孕。通常这些药物是和别的药物一同使用的，并没有固定的药物组成和配比。像熟地、川芎、白芍、红花、凤仙子等中草药，也是古人避孕的常用药材。

常用的避孕药材非藏红花莫属了，它是古代宫廷中最常用的避孕秘方之一，也是一些宫廷剧中最常听到的中药之一。据说，如果皇帝不想某个被宠幸的妃子或宫女怀孕，就会让太监把她倒挂起来，用藏红花水清洗她的下身，认为这样可以将其体内的精液冲洗干净。人们都说"最毒妇人心"，其实很可能是"无毒不丈夫"。
藏红花也可以直接煮水喝，比如《后
宫·甄嬛传》里就有这样的情节。

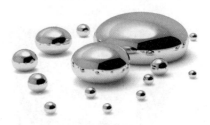

水银用来避孕？有点恐怖。

上面提到的药材听起来还算人道，
而另一种避孕方法就让人毛骨悚然了，
那就是喝水银。这种方法确实能避孕，
古时的江湖医生还常用水银做堕胎药。但是水银有剧毒，即便用量很少，
其毒性也不可小视，若长期服用，其危害就更不用说了，严重的还会要人
命。过去的一些青楼女子的茶水或食物中，通常都会被放入少量水银，目
的就是来避孕。除了水银，也有人用明矾来避孕。

源于药食同源的观念，一些食材也被古人拿来避孕。比如民间有一种
奇妙的避孕方法——"柿子避孕法"：将柿子梗用瓦片烤干，用开水冲后
放冷服用。一天吃七个，连吃七天，可保一年不孕，但一年内不能再吃柿
子。不想吃柿子梗的话，看柿子也可以避孕，只需要连看七七四十九天。
而根据现代医学研究，这种说法并没有依据，古代医书典籍也并无相关记
载，虚构的成分很大，对这种说法姑且听之，不必当真。

明代文学家归有光在《震川先生集》中曾说，他的母亲曾为了避孕，
生吞螺蛳，后来成了哑巴，一年多以后就去世了，年仅 25 岁。这也证明
很多避孕偏方对人体危害很大，有些人在服药后避孕不成，反而还损害了
身体，甚至搭上了性命。

针灸避孕

除了用药物和食材来避孕，另一种古代比较常见的避孕方法就是针
灸。《针灸甲乙经》《千金要方》等书记载，针灸石门穴会导致女性绝育。

中医认为，石门穴是任脉腹部穴，是三焦气血通达的部位，也是冲脉气血循行的地方。针刺这个穴位可以导致相关血脉互不协调，继而不能怀孕。

宋朝医学家王执中在《针灸资生经》中说："妇人欲断产灸躁上一寸三壮，即断。""针石门则终身绝嗣，共道幽隐岂可悔哉。"还对石门穴和关元穴这两个相距很近的穴位进行了对比，说石门穴忌针灸，否则会令人绝孕，而针灸关元穴可以治疗女性不孕。

那么他的这种说法靠谱吗？ 20 世纪 70 年代，研究人员曾对 277 例主动要求针灸避孕的育龄女性进行了针灸。针灸采用了不同穴位、不同刺激方式、不同刺激强度、不同深度，但结果发现，这些方法都不能避孕或绝育，跟古代医书所载石门是绝育穴的结果相矛盾，而针刺石门穴反而还可能增加女性的怀孕的概率。

与针灸避孕类似的是颇有武侠风的点穴避孕法，不过这种方法听起来就觉得有些夸张。《清朝野史大观·清宫遗闻》中记载，避孕可微按后股穴，即在人后背下方最后一节脊骨往下 5 厘米的部位。皇帝宠幸了某位妃子后，太监总管会问："留不留？"皇帝说"留"的话，太监就会在"幸宫簿"上记录下"某月某日某时皇帝幸某妃"，等待有孕后备查；如果皇帝不想留，太监就去按揉妃子的后股穴，据说这样可使"龙精尽出"。如果避孕不成，妃子不小心怀孕，是不是就能生下来了？很大可能不会，因为没有记录，还是会被解决掉。

还有一种"安全期避孕法"，女性通过计算自己的安全期选择性交的日期。虽然这种方法相对科学，但是古人对安全期的计算却搞错了时间。一般情况下，女性排卵时间大概是在月经周期的中段，在这段日子发生性关系，受孕概率较高，但是古人却认为怀孕的最佳日期是在月经结束后三五天。这真是虔心求子而不得，不想怀胎反中招。而这一错就错了千余年。

堪称酷刑的堕胎

避孕方法不靠谱，难免意外怀孕，这时候就不得不采用堕胎这一下策了。

堕胎常用的方法跟避孕差不多，比如用药物、针灸等。常用的药物有附子、乌头、砒霜、水蛭等。南朝的陶弘景在《本草经集注》中收录了40多种堕胎药。

药物堕胎的方法听起来还算可以接受，但是跟接下来的方法相比，就是小巫见大巫了，即外力堕胎，就是用力击打、挤压或震动孕妇的腹部，让肚子里的孩子流掉。

《南史》中记载，南齐时有一个叫徐孝嗣的人，当初他父亲被害时，他母亲正怀着他。怀有身孕不好改嫁，他母亲就千方百计地堕胎，用捣衣杵击打自己的腰部，同时喝堕胎药。徐孝嗣福大命大，竟然活下来了。后来家人就给他起了个小名，叫遗奴。

清朝嘉庆时，湖州某农村有专门帮女人堕胎的，其方法是"以沸汤渍草鞋"，然后用草鞋用力按摩孕妇的腹部，促使胎儿出来。这种方法对孕妇来说可算是一种"酷刑"了，很容易导致一尸两命。

清朝其实也有手术人流术——毁胎术，可以说是残忍至极："用钩达儿手足，零割而下。"简单点说就是，用钩子把肚子里胎儿的肉一块块割下来（所谓的"脔而去之"）。不过即便手段残忍血腥，有的人家迫于无奈，还是会出此下策。

如果已经把孩子生下来了，怎么办？——溺婴，不过被溺的绝大多数是女婴。这一恶劣的习俗根植于重男轻女的思想，可谓"历史悠久"。

像这些或荒唐，或恶毒，或残忍的避孕、堕胎方法，在历史上不同的时期和地区还有很多，当然并非所有的方法都没有效果；而无论有效与否，在这一过程中，女性所受的摧残和毒害，恐怕是旁人无法想象和体会的……由此也可看出，古代跟我们现代的避孕方法相比，可以说是罔顾人性。虽然现代的避孕方法简单多了，但也不等于人人都会采用。2018年国家卫健委印发的《人工流产后避孕服务规范(2018版)》提到，近年来中国人工流产数量大，每年达到900多万例！而且还有一个不容忽视的事实就是，接受人工流产手术的女性中，低龄者、未育者占比增大，重复人流比例高。

"900万"是个什么概念？2018年挪威的总人口是530多万——我国一年人流的人数可以组建近两个挪威了。所以，避孕理念的普及，可以用一句话来总结：革命尚未成功，同志仍须努力。试问：作为21世纪的新人类，你的避孕知识是否及格呢？

闻一下麝香就能流产？

古装电视剧中提到的堕胎"名药"，恐怕非麝香莫属了，在编剧设计的桥段中，孕妇闻到麝香就会流产。而实际上，到目前为止，不论中医临床，还是西医实验，并没有直接的证据能证明麝香可以导致流产。在中医看来，虽然麝香能活血，其所含的麝香酮、胆甾醇等物质也容易引起中枢神经兴奋，对孕妇身心不利，但这并不能说明它就能导致流产。"麝香易导致流产"很可能是根据麝香本身的功效臆想出来的，是影视剧中夸张的艺术桥段，不过，在这里还是建议编剧在设计情节时，能注意传播正确的传统文化知识。

古代生育：
妇人娩乳，十死一生

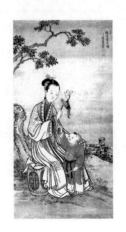

未婚先孕 / 产前行为规范 / 室外产房 /
接生唱词 / 兔脑助生产 / 马衔铁与铜
镜鼻

中国生育图腾

清朝的陆以湉在《冷庐医话》中记载了这么一个故事：河南开封曾有一位胡医生，医术精湛，远近闻名。一些有权有势的人身体有了不适，都会请他去给他们看病。一位都督的女儿与人私通，后来受了风寒，病倒了。都督就请胡医生到家中给女儿看病。胡医生一检查，对都督说他女儿怀孕了。都督就问胡医生所说是否属实，胡医生肯定地说自己不会乱说话。接着，都督立刻把他女儿叫了出来，当着胡医生的面，用刀剖开了自己女儿的肚子，结果发现她确实怀孕了！

看到这一幕，很多人可能会吓到晕厥：这哪里是亲爹，简直是屠夫。而这个都督为什么会做出如此残忍的事？说到底，无非是为了颜面，因为未婚先孕在中国古代是十分令人不齿的行为，会让家族颜面尽失。

那位胡医生虽说见过大场面，但面对这样的情景，还是受到了极大的惊吓，当下就晕了过去，尽管后来苏醒过来，但回家后竟一病不起，不久就一命呜呼。

在古代，未婚先孕不行，结婚后怀孕的女性也不会被格外珍惜和重视。不是母凭子贵吗？古代不是重视生育吗？要明确的一点是，重视不代表就会高看。孕妇不会因为肚子里有孩子就能和一般男性平起平坐。实际上，古人将分娩生孩子这一行为归于禁忌范畴，即被视为神圣的对立面而加以禁忌。

再拿产血来说，古人觉得，它是"女性潜在能力的标志，而依照中国的民间生物学，它又是婴孩骨肉的根源。所以这种血既肮脏又强大"。看到这句话，大家会做何感想？即便到现在，孕妇有时候也会"被人歧视"。

闻一多先生在《匡斋尺牍》中写下了这么一段耐人思考的话："一个女人是在为种族传递并繁衍生机的功能上而存在的，如果她不能证实这功能，就得被她的侪类贱视，被她的男人诅咒以致驱逐。而尤其令人感叹的是，据说还得遭神——祖宗的谴责。"

从这段话中我们可以看出，古时候的女性就是传宗接代的工具。她们身上所承担的生养孩子的责任有多么艰巨，她们要承受的压力就有多大。

神秘的"产图"

古代的医疗条件很差，这是大家都知道的，所以古代的婴儿死亡率很高。但古代又讲究"不孝有三，无后为大""多子多福""子子孙孙无穷尽"，所以为了扩大自己的家族势力，女性难免要不断地生孩子。根据专业学者对宋朝女性生育状况的研究，宋朝的已婚女性中，不少人一生可能会怀孕不少于十次。而这其中又免不了意外妊娠、高龄妊娠以及妊娠期生病等情况，这对女性而言，有时根本就是拿性命在搏。

西汉时期，霍光的夫人就曾经说过："妇人免（娩）乳，大故，十死一生。"免乳就是生孩子，大故的意思是特别凶险，凶险到什么程度？十死一生。所以在古代，生孩子不仅是一件大事，更是一件危险的事，女性生孩子的过程就和从鬼门关走一趟差不多。

此外，古代女性生育的另一个大问题，就是大众对妇科医学的认知。

比如在宋朝，虽然医生对妇科的认识比之前更为深入和深刻，但是诸如"男女有别""男女授受不亲"的封建思想，严重阻碍了妇科医学的发展。所以当时的接生工作都是由女性来完成，而这些"接生婆"大多并没有受过正规的医学教育和训练，也没有专业的医学知识和技能，在孕妇生产的过程当中，她们只能凭借以往的经验来进行操作，难免会导致产妇和胎儿死亡的悲剧。

另外，由于巫术思想的存在，很多人相信，女性在生产的过程中，既有神明的保佑，同时又有很多邪魔鬼怪乘虚而入，意欲谋害。为了避免这种情况，他们会采取特殊的保护措施，只不过这种保护措施恐怕起的更多的是反作用。比如产图。

古代女性在怀孕之后，必须通过一些象征性的手段来保护自身和婴儿。产图就

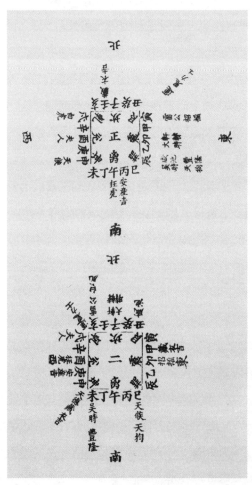

关于阴历前两个月的分娩方位图。第一个月（上图）吉利的分娩方位是朝南，胎儿胎盘埋于北面。其他的符号分别代表"天狗""雷公"和"白虎"星的位置。来自宋代朱端章撰《卫生家宝产科备要》。

具有这种用途。

　　什么是产图？产图就是生孩子用到的图，是指导孕妇产前的行为规范，以保证将来顺利分娩，母子平安。根据史书记载，最迟到唐朝，已经有了包括分娩在内的统一产图；最迟到宋朝，产图已被贴在产房内，并被严格遵从。

　　产图中蕴含了我国古代的阴阳五行和巫术等思想文化内容。

《增广太平惠民和剂局方》中对"入月安产图"及"体玄子借地法"的记载，对其中宜忌及如何消灾辟邪进行了详细说明。

　　一般来说，产图上是一年 12 个月份中产妇的行为范式，包括宜忌方位、八卦、天干地支、神煞等。孕妇在生孩子时，要按照产图上的方位生产，不能犯了禁忌；此外还要顺应四时、五行禁忌。一旦触犯了这些条例，孕妇很容易难产。

　　而之所以会有这种比较迷信的观念，主要原因在于古人一度认为女性分娩很危险。这个"危险"并非是孕妇会出现不测，而是对他人不利。古人认为女性生孩子会给其他家庭成员带来一些污秽的东西，会有不好的影响。比如，如果碰到产血，人们会遭遇不测。这么一来，产妇自然成了"不洁的媒介"，被认为是"最危险的禁忌人"。因此产妇生孩子必须在一个严格隔绝的地方进行，还要对超自然的世界敬畏，不可大意。

临时产房："舍丘墓""庐道畔"

　　通常，生孩子的地点要经过选择，不能随意。不同的朝代要求也不一样。东汉王充在《论衡·四讳篇》中记载，秦汉时期，产房一般设在"舍丘墓""庐道畔"，就是在坟墓和道路旁边搭一座草棚，作为临时产房。产房里很简陋，地上铺一层稻草、麦秸即可——古代叫"坐草""落草"。铺草时还要念诵咒语。到了魏晋南北朝时期，产房挪到了家中。这一改变并非意味着女性地位的提高，而是和南齐皇帝萧宝卷有关。萧宝卷喜欢出宫闲逛，但又不想被百姓看到，所以出行前就派人把路边的人赶走，这样产妇就只能在家里生孩子了。

《南史·齐本纪下》中记载了萧宝卷所做的一件残忍至极的事情：有一天，一名孕妇因为没有离开路边的产房，引起萧宝卷的好奇，他竟然命人"剖腹看男女"，听着让人惊出一身冷汗。

古代女性生育与巫术

古代女性生育跟巫术也有千丝万缕的关系。

比如有一种很特别的巫术，专门用在产妇难产时，俗名叫"开缝"。怎么操作呢？接生婆会当着产妇的面，把屋子里能打开的东西都打开一条缝，比如柜子、抽屉、门等，其实是对产妇开骨缝的一种模仿，以此希望产妇的产道尽快打开，让孩子快点生出来。同时，接生婆嘴里还要念唱词，像"锁头锁头开，抽屉抽屉开。门开柜子开，大胖小子生下来"等。不过，这种唱词最多只能起到心理暗示的效果，恐怕没太大作用。

女性成功生出孩子后，还有一个很重要的东西要处理：胎盘。古人认为胎盘很神秘，必须通过一定的仪式来处理掉，这在整个人类文化中都很普遍。在处理胎盘的方式上，不同的地区和民族存在着很大的差异。蒙古族女性生完孩子后，她们会把胎盘埋在房门后的柱子下，寓意孩子长大以后能"成家立业"；傣族则认为胎盘代表小孩，能替代婴儿的死，所以他们会把胎盘放在竹筒内，埋在自家竹楼下或者森林中，这样小孩会无病无痛地健康成长；土家族的人会在产妇生完孩子后，让长辈把胎盘放在祖传的坛子里，然后用石灰封好，埋在离家较远的山上——如果生的是男孩，就朝山的阳面，也就是朝南，如果生的是女孩则相反。

除了这些规范和禁忌以外，还有其他名目和方式，用来保证孕妇在生孩子的时候避免冲犯了神灵，以免造成孩子夭折或带来其他不吉利的预兆。比如产妇要穿什么样的衣服，睡觉时朝哪个方向……

问题来了：如果产妇还没生出孩子就死了，古人又会如何，惋惜和同情？可能有，但也不一定。比如在宋朝，民间认为在这种情况下，会造成"沉沦幽趣，永无出期"的后果，所以他们会剖腹取子，再把死胎扔掉——以免除后患，影响别人。

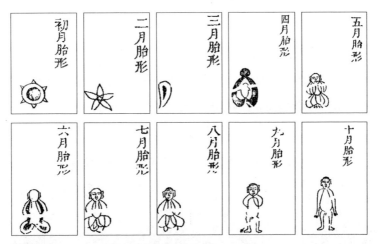

清刻本《种子秘诀真传》中描绘的胎儿形成过程。

催生丹与催生符

对产妇来说，难产是另一件更危险的事情，这时候人们会选择催生。

通常认为催生是从宋朝开始流行起来的。在此之前，唐朝也有关于催生药的记载，如唐朝末年的《经效产宝》中说难产应该"内宜用药，外宜用法，盖多门救疗，以取其安"，《妇人大全良方》中则记载有"催生丹""定心汤"等专门治疗难产的药。

除了药物催生，古人还相信画符能催生，比如将催生符贴在产房，或者让产妇握着，据说能免灾消难。这当然没有科学根据，不过从心理学上分析，或许有一定帮助。

古代人用什么药物催生？孙思邈在《千金药方》里面说："宜服滑胎药，入月即服。"他在书中所列的滑胎药有"丹参膏令滑而易产房""蒸大黄丸令易产方""保生丸"等。这些药方少的只有 3 味药材，多的则有 12 味药材，常用的有丹参、当归、甘草、阿胶、车前子等。有帮助吗？很大的可能是没什么效用，因为这些药方多是从道家、神仙补养术中得来的，用来帮产妇进行调理和补益可能还有戏，但并不能催生。

到了宋朝，催生药丰富起来，有"催生丹""催生如神散""催生万金不传遇仙丹""催生神效散"等。在这些药方中，有一个很常用的，就是兔脑，而现代医学研究证实，兔脑确实能帮助催生。比如，宋代著名医药学家唐慎微在《证类本草》中介绍了催生丹的制作方法：

> 兔头一个，腊月内取头中髓，涂于净纸上，令风吹干。通明乳香二两，碎入前干兔髓同研。来日是腊，今日先研，俟夜星宿下，安插子上，时果，香茶同一处排定，须是洁净，斋戒，焚香，望北帝张告云："大道弟子某，修合救世上难生妇人药，愿降威灵，佑助此药，速令生产。"祷告再拜，用纸帖同露之，更烧香。至来

日，未出时，以猪肉和丸如鸡头大，用纸袋盛贮，透风悬。每服一丸，醋汤下。良久未产，更用冷酒下一丸，即产。此神仙方，绝验。

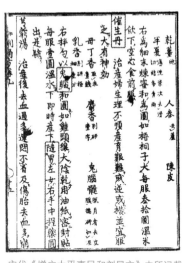

宋代《增广太平惠民和剂局方》中所记载的催生丹，一样用到了兔脑。

古人之所以会选择兔子来做催产药，不是因为他们知道兔脑中有催产素，而是认为兔子的生殖力强。至于中间的斋戒、沐浴、祷告以及日子的选择，又和道教这一宗教信仰在民间的植根脱不了关系。再比如：取水银、腻粉各一分，"以兔脑研为圆，如梧桐子大，不计时候，以温水下五圆"；或者"将虎头骨、兔头烧灰各取半两，捣细研为散，以热酒调下一钱，便生"。除了兔脑，兔血、兔皮毛、兔毫笔也可以拿来催生。

除了兔子以外，还有用朱砂、滑石、蛇皮催生的，《本草纲目》还记载着用"生龟""海马""马衔铁""铜镜鼻"等东西催产的。生龟、海马大家都知道，那马衔铁、铜镜鼻又是什么呢？这要提到古人另一个特别的信仰——"临月佩之""手握之便生"。意思是说，产妇快生的时候，把这些东西佩戴在身上或用手拿着，有助于生产，或有宜男（易生男孩）的效果——带有很强的巫术色彩，比如有些医学书上说"取马衔一枚，觉痛，即令产妇左手把之，甚效"。

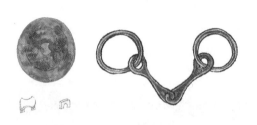

铜镜鼻、马衔铁有助催生的观念，带有很强的巫术色彩。

除了前面提到的，古代的催生手段还有很多，可谓丰富又有趣。比如利用书字、吞符、念咒、催生符等手段来帮助催生的。

拿书字来说，可以用单个字，也可以用短句，通常写在纸上、莲叶上、剖开的桃仁上等。拿桃仁来说，在一片上写"可"，另一片上写"出"，然后把它们合在一起，让孕妇吞下；或者在一片莲叶上写"作人子"，然后让孕妇吞下去。

不过古代民间的这些催生方法大多属于原始交感臆想，都有巫术的成分，还有道教等宗教思想的渗入。英国著名科学家李约瑟曾说："……（中国）药物学和医学，皆滥觞于道教。"这种说法不无道理。

好在后来的医生醒悟了，对之前的一些荒唐催产方法有了比较科学的认识，意识到那些巫术催生法根本没用。比如明朝的吴昆在《医方考》中就曾明确表达："生，不必催也。催之，则宋人之揠苗耳。非惟无益，而又害之矣……平时失于将理，至于临产艰难，频以杂药催之，皆惑也。"认为催生犹如揠苗一样，不但没有好处，反而会有害。现在看来，不失理性，而又有先见之明。

法国哲学家、作家西蒙娜·德·波伏娃在她那本闻名世界的著作《第二性》中，曾写下这句非常著名的话："女人不是天生的，而是被塑造的。"在以男性为主导的社会，这句话一针见血地对女性所处的地位进行了哲学性的剖析和思考。不论中外，历史上的女性一直处于"第二性"的位置，隶属于男性，被认为是低一等的。女性的身心特征和生理困境不但受到大众的歪曲和丑化，甚至还被视作污秽。

而在中国古代（现代亦不乏有这种情况），女性从生下来就被以男性为中心的社会文化压迫：传统观念要女性"卑弱""顺从""柔弱"，成为男性的"附庸"，继而使其慢慢失去了自我。

那么，男性为什么会污名化女性呢？根据心理学专家的观点，这缘于男性深层次的恐惧感和焦虑感。此外还有一点，就是男性对女性的性欲、月经、妊娠感到不可理解，随之产生了恐惧心理。为了把这种恐惧合理化，男性就"栽赃"到女性身上。这其实也可以看作一种变相的颜面问题。真应了那句：世上最肮脏的，莫过于自尊心。

古代孕妇饮食宜忌

古时的孕妇还讲究饮食禁忌，不遵守的话会影响肚中胎儿的健康。而这些主要是一些原始的饮食俗信原则，即相信食物的某类自然属性，如外形、特质等会传染给吃的人，实际上它们彼此之间并没有必然的联系。

《备急千金要方》中说："儿在胎，日月未满，阴阳未备……饮食居处，皆有禁忌。妊娠食羊肝令子多厄……食山羊肉令子多病……食驴马肉延月……食

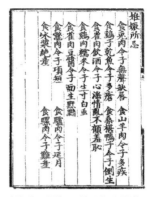

《饮膳正要》里的孕妇生子禁忌，与《备急千金要方》中所说大抵相同。

兔肉犬肉令子无音声并缺唇……"孕妇吃羊肝不行，会让孩子多磨难；吃山羊肉，孩子会经常生病；吃驴肉、马肉，孕期会延长；吃兔肉、狗肉会让孩子哑巴，变成兔唇。

此外吃鸡、鲤鱼、鳖肉也不可以。《饮膳正要》《普济方》等书中也有相似的说法。

此外，民间还认为，孕妇不能吃茴香，因为茴香"收敛"，容易导致"回奶"，有奶无乳，不利于抚育后代；不能吃公鸡，否则孩子出生后夜里会经常哭哭啼啼；不能吃生姜，不然孩子容易六指；不能吃螃蟹，不然孩子容易流口水；不能吃鸭子，不然孩子会生"摇头病"……如此种种，叫人不知所措，但你可能想不到，这些禁忌的信众在民间大有人在。

生子崇拜:
不孝有三，无后为大

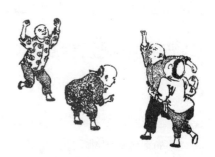

竹枝（祝子）拍喜 / 女性的不完整 /
七夕求子 / 子又生孙，孙又生子 / 忌
日不可交合 / 妊娠转女为男

"拍喜": 棒打求子

中国农历正月十五元宵节，一大早，天还没有完全亮。刚结婚不久的新娘忽然听到外面一阵喧闹声，她猛地回过神来，心里开始战战兢兢：他们来了。

他们是谁？村民。

他们来干什么，拜个晚年，还是来庆祝元宵佳节？都不是。

新娘出了门，只见每个村民的手里都拿着竹枝，一看到她，不问缘由，就劈头盖脸地开始抽打。他们还边打边问："怀上了吗？"

原来，他们是来"问候"新娘有没有怀孕的。如果已经怀孕，那么恭喜了，新娘可以回答"怀上了"，这样就不会再受皮肉之苦；如果没怀上，那新娘就要准备好挨一顿毒打了。村民们会边打边威胁她：明年这个时候一定得怀上。新娘要是因为不想忍受毒打，撒谎说自己怀上了，那她纯粹是在为自己"挖坑"。因为到了第二年新娘还没有怀上的话，这种毒打会继续，并一直持续到她真正怀孕为止。

她的丈夫呢？

丈夫通常会在一边冷眼看着她被别人打。如果新娘够幸运，嫁了个有胆量的丈夫，丈夫实在看不下去了，会拿出点瓜子或糖果，请求村民停手。如果新娘嫁的是一个软弱的丈夫，那就不好说了……

新娘感觉很残忍，也听说过有些女性因为忍受不了这样的遭遇而上吊自杀或跳河自尽。可即使这样，在这一天新娘也不能回娘家，只能强忍着，因为这是村里长久以来的习俗——当地人称其为"拍喜"。这种"棒打求子"的传统曾在我国南方地区长期流行，如江浙一带。而打人的人中，有人内心狡诈，有人纯为戏谑，所以经常出现"有妇不能忍，与客相打者"，或"妇痛难忍，逃入庙中"，被村民追赶后甚至"自经死"的情况。

用竹枝打其实是取谐音，竹枝即"祝子"，希望女性早日怀孕，还相信这样可以把身上的邪气去掉——作为妻子，如果没有怀孕，别人会认为她邪气上身，所以才会给她一顿毒打。

性即生育

在古代，不生孩子，没有后代，被认为是"大不孝"，还会被别人看不起。女性不生孩子就不完整，这一"金科玉律"在古代同样不容置疑。除了从事特殊职业的女性，正经人家的女孩几乎没人敢任性地说自己不想或不能生孩子，这样是没脸见人的：家里的公婆会羞辱，丈夫会冷落并借机纳妾，街坊邻居也会送上鄙视的眼神；甚至还有可能更惨——遭遇被休掉的命运，而回到父母家，又免不了受一番白眼和嫌弃。

听起来很扎心，但这却是事实。古人为何如此热衷生孩子？除了绵延子嗣外，还有其他原因，如"养儿防老""养老送终""维持家族势力"等。

古代的夫妻在洞房以前还要进行以此为主题的祷告发誓，不是"我发誓，我会爱你一辈子"或"我发誓，我会永远对你忠诚"，他们发誓的内容类似如下："我们结为夫妻，是为了生育后代，为家族开枝散叶，而不是为了肉体的欢愉。"

而在洞房完以后，夫妻还要再说一遍，表示会铭记在心。之所以会有这种做法，是因为古人一直秉持的观点是：性就是为了生育，婚姻就是为了传宗接代。这也是我国古人的性观念。而在 21 世纪的当下，这种封建思想恐怕还是余毒未了。

为了求子，很多人自然是煞费苦心了：问医拜神，求爷爷拜奶奶，到处找生孩子的偏方和秘方。为此，他们难免会做出一些荒唐的事。

古代人为了鼓励生育，把很多节日变成了"求子"节，比如农历二月初一的中和节和七夕节。

在农历二月初一这天，老百姓会"以青囊盛百谷、瓜、果子种，互相遗送，为献生子"，希望借多子的瓜果产生神秘感应，从而得子。

关于七夕节，《唐岁时记事》中写道："七夕，俗以蜡作婴儿形，浮水中以为戏，为妇人宜子之祥，谓之化生。本出西域，谓之摩睺罗。"七夕这天，人们用蜡做成婴儿的形状，浮在水上作为游戏，被称为"化生"，对女性生孩子很有益处。这种蜡制的婴儿形玩具出自西域，叫作摩睺罗。到了宋朝，这一习俗沿袭了下来，并有了新的花样，一些人用凫雁水禽制成蜡制品。摩睺罗在江南地区也叫"巧儿"，有"宜子"和"乞巧"的含义，有利于生子。而在七夕这天，孩子们通常会特地精心打扮一下，化化妆，成为节日的一大亮点——古人也认为儿童能带来好"孕"。女子在七夕这天则会"望月穿针"，也是在求子。

"不孝有三，无后为大"的真正含义

　　"不孝有三，无后为大"这句话，其实出自孟子的《孟子·离娄上》。原文是："不孝有三，无后为大。舜不告而娶，为无后也。君子以为犹告也。""不孝有三"这句话很好理解，但"无后为大"究竟是什么意思呢？后一句"舜不告而娶，为无后也"，有学者认为，舜没有告诉父母，不经过父母同意就结婚娶妻，这种做法就是"无后"，即没有尽到后辈的责任。因此很多人认为，不能简单地把"无后"看作没有后代的意思。

　　传说舜的父亲对他不好，但是他能做到尽孝，因此尧才把女儿嫁给他。舜在外面"不告而娶"，按照古代礼仪来说，这是违背礼仪的，但是考虑舜的父亲和后母对他不好，就算他告诉他们，甚至尧上门提亲，很可能也没意义。可见，古人最开始的"孝"并没有把生儿育女和孝顺与否等同起来，其含义很可能是通过这件事让子女有做子女的样子。

生育崇拜的来源

　　我国古代的求子文化，可以简单地概括为三个字：早、多、男。

　　早，即早婚早育，早点结婚，早点生孩子，这是古代人的普遍认识。根据一些古书上的记载，女子如果 17 岁还没嫁出去，她的父母就是有罪

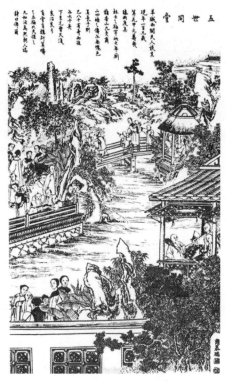

《点石斋画报》所绘五世同堂画

的；而男子如果 20 岁还没娶媳妇，他的父母同样有罪。汉朝时，女孩子 15 岁就可以出嫁；在唐朝，律法规定男性到 20 岁，女性到 15 岁，就可以结婚；而到了宋朝，法定结婚年龄是男子 16 岁，女子 14 岁；在清朝，普通男女大概 15 岁之前就成家了，一些女子很可能连 15 岁都不到。看到这里，现在的很多大龄未婚男女恐怕要舒一口气：幸好自己没有生活在古代。

多，即高出生量，通俗点说就是多子多孙，所谓"子又生孙，孙又生子；子又有子，子又有孙；子子孙孙无穷匮也"。古代人追求人口众多，四世同堂，儿女绕膝。不过，理想很丰满，现实很骨感，古代的婴儿死亡率很高，据研究发现，古代婴儿的死亡率几乎比现在要高 5 ~ 10 倍。

男，就是众所周知的重男轻女。在古代，落后的自然经济长期占据主导地位，家里多生孩子（男孩子）肯定能增加劳动力，男孩越多，人丁才会越兴旺，生计才能得以维持，而且还能扩充自家的实力，免受外人欺辱，毕竟人多才能力量大。

古人如何预测腹中胎儿性别

古人"重男轻女"，但胎儿的性别不到出生的那一刻是不知道的，又想多生男孩，又希望肚子里怀的正好是男孩，怎么办呢？

在古人看来，生男孩还是生女孩跟夫妻的"元气"及情绪有关。元气是什么呢？元是开始的意思，那元气就是万事万物的根源了。古人通常通过男女性高潮的前后来辨别胎儿性别。《褚氏遗书》中说："阴血先至，阳精后冲，血开裹精，精入为骨，而男形成矣。阳精先入，阴血后参，精开裹血，血入居本，而女形成矣。"也就是说，女性如果先来性高潮，生男孩的概率就高，因为

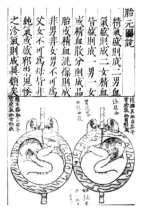

《脏腑证治图说人镜经》用图画的形式描绘了受孕成男或成女的差别："精胜，其血自左子宫受气，而男形成；精不胜，血自右子宫受气而女形成。"

古人认为女性如果元气足，性高潮就来得快；元气不足，精少，性高潮就来得慢或没有性高潮。相反，如果男性先达到性高潮，女性的性高潮在后，精散后会裹住血（古人认为，女性以血为主），血在里面，生女孩的概率就高。

"早、多、男"的生育梦想

为了"早、多、男"的生育梦想，古人在结婚之前会想各种办法求子。不过，因为古代医学落后，关于为何生不出孩子，古人总是会有一些比较奇怪的解释。《妇人良方大全》中是这样说的："夫妇人无子者，其事有三。一者，坟墓不嗣；二者，夫妇年命相克；三者，夫病妇疹；皆令无子。若是坟墓不嗣，年命相克，此二者，非药能益。若夫病妇疹，须将药饵，故得有效也。"即认为，夫妻两人生不出孩子有三种原因：

第一，祖先造成的影响。第二，两个人命该如此，有点迷信的意味。这两点用药物是解决不了的。第三，和夫妻双方的身体条件有关系，也就是看夫妻二人是不是身强体壮。如果有一方有病，导致没有孩子，可以通过药物来调理。

对于第一点，一般需要夫妻通过多行善事、多积德的方式来改善；对第二点，古人会考虑命理问题，有专门论断女性生男生女、选什么样的女性做妻子更多子等说法，充满玄学思想。而对于第三点，则需要夫妻双方共同努力，共同治疗。

既然要治病，吃药是免不了的，不过也需要耐心地调养。那古人用什么药呢？孙思邈在《千金翼方》中给的药方是，男性要服"七子散"。"七子"指五味子、牡荆子、菟丝子、车前子、菥蓂子、附子、蛇床子，再加其他中药组成"七子散"，中医认为此药可以温肾益气，能治疗男性风虚目暗、精气衰少、无子等症。女性则要分次按序来服药，先服用荡胞汤（包括朴硝、桃仁、茯苓、大黄、细辛等十几味中药，中医认为可以除瘀血，补虚），发汗泻下，驱除体内的瘀血痞积；再用外用药，泻下其余污浊之物；最后服用紫石、天门和冬圆，根据不同症状服用不同的配方药。

而明朝的医学家武之望在《济阴纲目》中说："男以补肾为要，女以调

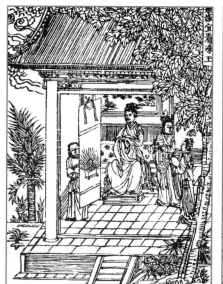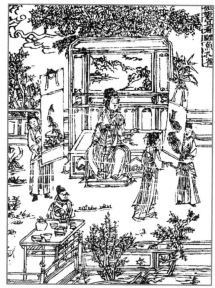

《饮膳正要》里的"妊娠宜看珠玉""妊娠宜看鲤鱼孔雀"图

经为先。"即男性要补肾，女性要调经，调经多用加减四物汤。"四物汤"是我国一道传统的药膳，以当归、川芎、白芍、熟地黄四味药材为原料熬制，中医认为其可以补血养血。而不同的女性因为体质不同，要根据自身情况在四物汤的基础上添加其他药材。比如气虚的人用"四物加参芪"，脉症热的人用"四物加芩连"，脉症寒的人用"四物加桂附及紫石英之类"等。

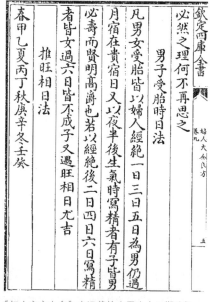

《妇人良方大全》中记载的生男生女日期选择

此外，古人还会把"以形补形"的理论用在求子上。比如白马茎（白色的马的阴茎）能"长肌肉肥健，生子"；车前子是车前的干燥成熟种子，除了子多，它的读音（车前子就是芣苢，读音为 fú yǐ）跟古代的胚胎很像，古人就认为车前子能补肾。

除了吃药喝汤，古人求子讲究"按时"行房。首先要避开不吉的日子，比如大风天、大雨天、大雾天、有雷电或彩虹等，都不能有性行为；再就是选择吉日——女

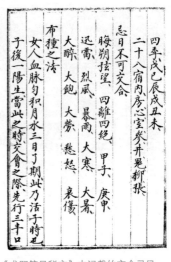

《求嗣简易秘方》中记载的交合忌日

性经绝一日、三日、五日，据说这几天能生男孩；而如果是经绝后二日、四日、六日，生的就是女孩。另外，不能在不吉利的地点发生性行为，比如不能在日月、火光、星辰之下，也不能在神庙佛寺之中。

荒诞的"转胎术"

为了求得男孩，古代还出现过一种令人大开眼界的操作。一些医学书为了帮助人生子，发挥丰富的"想象力"，记载了"转女为男"的方法——"转胎术"，通俗地说就是"变性"。古代没有 B 超，人们又如此想要男孩，真是什么招都用上了。

关于"转胎术"最早的记载是在长沙马王堆汉墓的帛书《胎产书》中发现的，书中说道："三月始脂，果隋宵效，当是之时，未有定义（仪），见物而化。"女性妊娠三个月，胎儿开始长出油脂，还很小，没有定型，具有可变性，这时可以通过外在刺激诱导胎儿"变性"。

《妇人良方大全》中记载说："三月名始胎……欲生男，宜操弓矢，乘牡马……"要想生男孩，那就赶紧拿起弓箭，骑上公马。

《竹林寺女科秘传》说："凡妇人始觉有孕，即取明雄黄一两，以缝袋盛之，佩于身左，则生下必男。"把一两明雄黄装在袋子里，佩戴在身体左侧，就能生男孩。

《单方》里说："凡人纯生女，怀胎六十日，取弓弦，烧作灰，取清酒，服之，回女为男。"把弓烧成灰，就着清酒喝下去，就能把肚里的女孩变成男孩。敦煌民间药方中就有很多用弓来为孩子"变性"的方子。

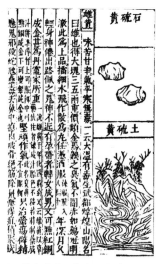

《图像本草蒙筌》中记载，善用雄黄可让胎儿女变男。

这些"变性"的方子真的有效吗？当然不足为信。这些都是江湖医生利用古人重男轻女的心理所行的骗术。他们先对求子的人说肚子里怀的孩子是女儿，但是他有方法可以让女孩变成男孩。求子的人答应了，江湖医生就开始"作法"，口念咒语，装神弄鬼。如果最后求子的人生了个男孩，江湖医生就会说这是自己的功劳，趁机大捞一笔；如果生了个女孩，他们也会想各种方法来搪塞主人，将责任推到他人身上。

古代"重男轻女"思想的封建残留历经岁月的冲刷，在现代就有所改变吗？并没有。无论是在传统生育思想浓重的农村地区，还是锦衣玉食的富豪之家，这一思想都仍存在，而且根深蒂固，流毒深远。前些年，湖南某偏僻小村的一名中年女子，从 20 岁嫁人开始，十多年间连生六个孩子，流产六次。在此期间为了躲避计生人员，还曾东躲西藏。之所以会有这样惊心动魄的生育史，就是因为当地人认为男孩才能传宗接代，生不出儿子是女人的错，将来在人前势必会矮一截。因为一直生不出儿子，村里曾闲言碎语四起，她也曾被婆婆鄙视，身心承受了难以想象的压力……最后，她终于生了一个男孩。这对她，对她的六个女儿，对那唯一的儿子，到底是好是坏，值得我们深思。

其他求子习俗

食物求子：《中华风俗志》中曾记载，贵州地区的人们在中秋之夜会明目张胆地偷瓜，还要讨骂，挨骂越多越好。偷到以后，还会给瓜穿上衣服，画上眉目嘴巴，用彩绸装饰的轿子抬着，敲锣打鼓，热热闹闹地送回家。收瓜的人不但要请送瓜人吃月饼，还要将瓜小心翼翼地放在床上。第二天早晨，再把瓜煮熟吃掉。以为如此一来，自己家的女性就可以怀孕了。还有食菜求子。《清稗类钞·迷信类》记载，以前元旦的晚上，广州一带的女性会去偷邻居家的蔬菜，认为吃了这样的蔬菜可以生男孩。还有偷吃生菜的，认为吃生菜可以得子，就因为生菜与生子均含"生"字。

装饰求子：中国传统习俗认为佩戴某种装饰可以得子。装饰种类繁多，有的地区用自己的腰带换回产妇的红腰带，认为自己和产妇的红腰带可以发生感应。《艺文类聚》记载，三国时魏国的曹植作过《宜男花颂》。宜男花就是萱草，古人认为佩戴萱草可以生子。

滴血认亲：
东方"血缘崇拜"

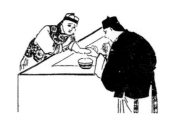

萧综寻父/陈业寻兄《洗冤集录》《后
宫·甄嬛传》/DNA 亲子鉴定误区

"遗腹子"萧综的寻父之路

公元 502 年，梁武帝萧衍灭南齐之后，将南齐第六位皇帝萧宝卷的宠妃吴淑媛据为己有，并纳为妃子。很快吴淑媛的肚子就大了起来，仅仅七个月后，吴淑媛就生下一个孩子，梁武帝给孩子取名为萧综。萧综出生后不久，皇宫里就有人议论纷纷，说萧综并非梁武帝的亲生儿子，因为按正常日期推算，女性通常要怀胎十个月才分娩，而吴淑媛生下萧综时才怀胎七个月。所以，很多人怀疑萧综很可能是前朝皇帝的遗腹子。但也许因为没有可靠证据，加上吴淑媛又是梁武帝的宠妃，大家都不敢说。吴淑媛当然是最可能知道实情的人，但如果事情真是那样，她也不敢说，那无异于自寻死路。既然梁武帝都不追问，她何苦主动往枪口上撞。

但历史告诉我们，纸永远包不住火。

关于"遗腹子"的流言后来传到萧综的耳朵里，他心里很不是滋味，对自己的身份也产生了怀疑。但他不敢做太出格的事，一来他自己的处境在那儿摆着；二来实际上梁武帝很宠爱他，也很器重他，给他的待遇跟

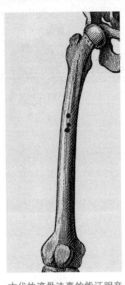

古代的滴骨法真的能证明亲缘关系吗？

其他皇子一模一样，也从来没有对他表现出厌恶之情。

不过，这种关乎皇室血脉和皇族身份的大事，不可能一直被压抑着。为了消除自己内心的疑虑，萧综终于按捺不住，偷偷地干了一件荒唐事。

一天深夜，等大家都睡下以后，萧综带着几个人，偷偷地跑到宫外的一片荒野，找到一座坟墓，把埋在里面的棺材挖了出来（据说是萧宝卷的）。打开棺材以后，萧综割破自己的手指，将血滴在遗骸上。他曾听人说，把自己的血滴在死者骨头上，如果血渗进骨头里，就说明自己和死者有血缘关系。

接下来，扭转萧综一生命运的一幕发生了：血竟然真的渗到了骨头里！萧综顿时感到一阵天旋地转。镇定下来后，他失魂落魄地回了宫。

即便如此，萧综对滴血验亲的结果并非百分之百相信，不过爱钻牛角尖的他为彻底消除心中的疑虑，又做了一件更荒唐的事：他亲手杀死了自己刚出生不久的儿子，然后挖坑将尸体埋葬。等尸体变成白骨以后，他又让人把孩子的白骨挖回来，再次滴血验亲——这次，血又渗进骨头里去了。萧综心中的疑虑也终于解开了。

得知真相的萧综明显变了，常闭门谢客，席地静坐，逐渐疏远他人。他念念不忘自己是萧宝卷之子，一直暗地里等待时机。最终他想方设法逃到北魏，没多久就公开宣布自己的"新身份"，还起了新名字。梁武帝听说以后，一气之下褫夺了萧综的爵位，还将他母亲吴淑媛贬为庶人，不久吴淑媛就死了。梁武帝素来宽厚待人，后来起了恻隐之心，又恢复了萧综的爵位，还养育了他的孩子。但萧综最后并没有落得好下场，因为叔叔造反，他受到牵连，被驱逐后出家为僧，后来病故，死时年仅 30 岁。

盲昧的"滴骨法"

萧综并非历史上最早进行滴血验亲的人，但他的确是最有名的那个。那么，最早滴血验亲的人是谁？按史书的记载，应该是三国时期谢承在《会稽先贤传》里提到的陈业。

当时陈业的哥哥在乘船渡海时遇难，等找到尸体的时候已经过去很长时间了，尸体已经腐烂。同船遇难的还有几十人，陈业不知道哪个是哥哥的尸体，但他曾听人说"亲者血气相通"，于是他毫不犹豫地割破自己的手臂，将血滴在其中一具尸体上，结果血很快渗了进去，他认为找到了哥哥的尸体，守着尸首痛哭不已。而跟他一同"寻亲"的人也仿效他，但很快他们就发现，无论滴在哪具尸体上，血都渗了进去。一时间，他们竟不知如何是好。

南朝时也有类似的事件。有个人的父亲同样死在海上，为了找到父亲的尸骨，他就在沙滩上一直找，见到骨头就割肉滴血。结果找了很多年，割得身上到处是伤，还是没找到他父亲的尸骨。

滴血认亲真是害人不浅。要知道，它是没有半点科学道理的。

众所周知，人的骨骼主要由三部分组成，最外面是一层结缔组织保护膜，叫骨膜，保护着里面的骨质和骨髓。人死了以后，肉体很快就会腐烂，而骨骼会留存相对较长的时间。但无论把骨骼放在露天位置，还是埋在地底下，时间一长，骨膜都会受损，很快就会腐烂消失，最后仅剩下白骨化了的骨骼。所谓

《洗冤集录》中关于滴血认亲的记载，对"滴骨法"和"合血法"都进行了描述。

白骨化，可以理解为骨骼"变酥"。这个时候，如果人将自己的血液滴上去，很快就会渗进骨头里去，不只是人血，鸡血、鸭血、猪血恐怕也能渗进去。

要是骨膜丝毫没有受损，骨骼依然完整呢？这个时候将血滴在骨头上，无论如何血液都不会渗进去，更鉴定不出来。所以，靠这种方法"认亲"，根本不靠谱，很可能认的是别人的爹，甚至很可能找到一群"爹"。

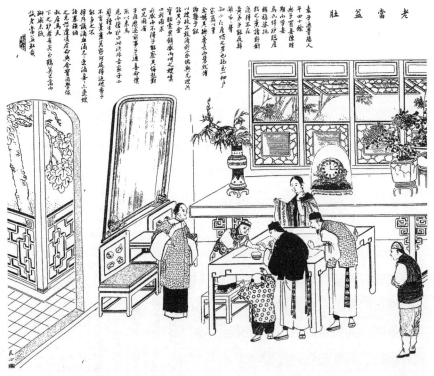

《点石斋画报》中展现的"滴血认亲"场景，由此可见，即使到了清末民初，滴血认亲依旧是民间最常使用的血缘鉴定方法。

升级版：“合血法”

滴血验亲法有一个专业的名称，叫“滴骨法”；而滴血验亲在历史上还有另一种操作，那就是“合血法”，也就是前几年大热的宫廷剧《后宫·甄嬛传》里的著名情节，它一般用于活人。将两个（也可以是多个）活人刺出的血滴在盛有清水的器皿内，看血液能不能融为一体，如果能，就说明两个人存在父母子女或兄弟姊妹的血缘关系，也就是我们平常听到的“血相溶者即为亲”；如果不能相溶，就说明这两个人根本没有血缘关系。

合血法同样不靠谱。为什么？合血时通常滴血只滴一两滴，血量太少。血滴到水里以后，由于红细胞只有一层薄薄的细胞膜，加上渗透压的关系，红细胞会“吸水”胀裂，裂成“碎片”，任何两个人的血在肉眼看来都会“相溶”。

另外，提到合血法，很多人会想到血型。通过血型能不能认亲呢？同样不靠谱。人的常见血型有四种：Ａ型、Ｂ型、ＡＢ型和Ｏ型。Ａ型血和Ａ型血是可以相溶的，即便两个人没有血缘关系，只要他们都是Ａ型血，两人的血也是可以相溶的，这样就会被错认为有血缘关系。而如果一个人是Ｏ型血，那么通常来说，他的血能和所有血型的血相溶。

无论是滴骨法还是合血法，或者通过血型来认亲，都不可靠。古代由于科学落后，人们思想愚昧，利用滴血验亲“找儿子”“找爸爸”，不知多少人错认亲人；多少人因此妻离子散；更有甚者，又有多少人遭遇“血光之灾”！这也说明了一个有趣的理论，即父亲和孩子之间的血缘关系有时存在不确定性。

滴血既可认亲，也能见证爱情

除了验证父母子女之间有没有血缘关系外，中国古人对滴血验亲还有一套"浪漫"理论：如果丈夫死了，将妻子的血滴到丈夫的骨头上，血不会渗进骨骼中去，反而会凝于骨上。不过，女性朋友恐怕要失望，因为没有相应的理论说，如果妻子死了，让丈夫的血滴到妻子的尸骨上，看看血是渗是凝，来验证丈夫的爱能有多"渗"（深）。

不过美国科学家曾做过一个有趣的实验：把一只雄性小鼠放到一个有很多只雌性小鼠的笼子里，不久，雄性小鼠就跟其中一只雌性小鼠"好上了"，逐渐形影不离。第二天，研究人员把雄性小鼠从笼子里拿出来，第三天再放回笼子。结果，雄性小鼠又是嗅，又是闻，等找到之前的雌性小鼠后，两只小鼠又黏在一起。为了弄明白究竟是怎么一回事，研究人员把两只小鼠杀死，并进行扫描。让他们想不到的是，两只小鼠的大脑竟然产生了同一种化学介质。或许真如很多人说的，两个相爱的人在一起久了，会变得越来越像，说不定基因也是如此。

愚昧里的积极因子

古人为何会"发明"滴血认亲这种荒诞的方法？因为古人认为，亲人之间是"血脉相通"的，"血浓于水"；更有甚者，有人说自己"闻到"亲人就会觉得血脉相通。在这种观念的影响下，用"滴血"的方法来"验亲"也就"顺理成章"了。这不仅关乎自己的颜面，更重要的是还关乎家族的存亡。尤其对出身皇族、官宦之家的人，更不必说了，一不小心，身份、地位、荣华富贵都会瞬间化为乌有，甚至人头落地。

不过正如法国作家玛格丽特·尤瑟纳尔所言："人类真正的延续，根本就不是通过血缘建立起来的。"回望古今中外的历史，莫不如是。

关于滴血验亲，难道它就没有一点积极的意义？当然是有的。这种"认亲"的方法虽然确实不科学，但从另一个方面，它体现了我国古人的法医学思维，可以看作现代版"滴血认亲"——DNA 亲子鉴定的思维雏形。

这里不得不提中国古代最有名的法医学家宋慈，他提出的一些假设其实有很高的思考价值，可以在他写的《洗冤集录》这本书中一窥究竟。比如他认为，有血缘关系的人的血液中有一种"相凝因子"，可以"共凝为一"。当父子、父女的血相遇时，会凝结；而非血缘关系的人由于没有"相凝因子"，所以血不相凝。这跟现代的 DNA 亲子鉴定的思维方式是相通的。令人感到惋惜的是，这样的思想并没有在当时的中国开花结果。

不过，《洗冤集录》既然书名是"洗冤"，我们相信它的初衷是好的，但通过前面讲过的历史案例来看，很可能历史上有很多人不但没有因此得到"洗白"，反而被"抹黑"，当了冤大头。

血液也分三六九等

　　中国古人其实很早就对血液的好坏定了标准，最明显的体现是在祭祀上。祭祀在古代可是一件大事。在商代，商王祭祀重要的神灵时，会选择白牲取血，白牲就是毛色纯白的牺牲（动物）。除了用牺牲祭祀，还有"人牲"，也就是用活人陪葬。而在用人牲献祭时，古人会选择"白人"。所谓"白人"，有人说是皮肤白的人，也有人认为是白种人，不管是哪种，都可以从中看出国人对皮肤白的偏爱真的是源远流长。

现代版"滴血认亲"：DNA 亲子鉴定

　　受时代条件的限制，古人并没有怀疑过滴血验亲的准确性和科学性，而是一错再错。现在的人就幸运得多，真正享受到了科技发展的好处。想要验亲，找个靠谱的 DNA 检测机构就行，准确率也相当高，超过99.99%，DNA 检测是目前世界上最准确的亲子鉴定方法——任何事都不能 100% 确定。

　　DNA 检测说起来简单，实际操作起来却复杂得多，并不像国内一些影视剧里演得那么敷衍。一些影视剧喜欢加入亲子鉴定的桥段，主要是为了让剧情更加精彩，但有些操作设定的确很不专业，漏洞百出，为观众做了不好的示范。比如有的影视剧里，某人随便剪了一段头发，就拿去检测。要知道，用来做 DNA 检测的头发必须带有毛囊，不然是检测不出来的，因为没有毛囊就提取不出检测必需的物质 DNA。

DNA，英文名 Deoxyribonucleic Acid，中文名脱氧核糖核酸，它是人类染色体的主要组成成分，也是组成人体内基因的材料。上一代（父母）把自己 DNA 的一部分复制传递到下一代（子女），完成性状的传播。通常子女的基因组一半来自父方，一半来自母方，子女成对的等位基因也是同样的组合。

而在进行 DNA 亲子鉴定时，如果检测的结果符合这一模式，就不排除双方有血缘关系的可能；如果不符合，就排除双方亲子关系的可能；如果有基因突变，就要另说，不过一般来说这种概率很小。

DNA 检测通常需要检测十几到几十个 DNA 位点，如果这些位点全部一样，那就可以确定检测双方的血缘关系；一旦发现有三个及以上的位点不同，则排除双方有血缘关系的可能；如果只有一两个位点不同，专业人员会考虑基因突变的可能，还得再进行其他位点的检测。

不过个人找人做的亲子鉴定报告，如果要作为法律证据打官司，是不会被采用的，只能作为个人参考，因为无法保证标本来源是不是确切无误，另外还要考虑鉴定程序是否科学有效，鉴定机构有没有合法资质。权威的司法亲子鉴定是完全公开的，父母双方、孩子都要同意，检测时需各方一起到场，还要带上相关证件。

作为家长，不到万不得已，还是不要轻易做亲子鉴定，因为它不但会严重破坏夫妻关系，更可怕的是，这会给孩子的心灵和精神带来巨大伤害。父母之责，孩子何辜？

妇女容妆：
驻颜"秘史"

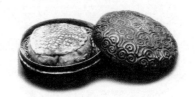

楚王爱细腰 / 赵飞燕与香肌丸 / 口服砒霜 / 瘦身茶 /《香莲品藻》/ 韩琦簪花

《墨子》中记载着这么一个有趣的故事："昔者楚灵王好士细腰，故灵王之臣皆以一饭为节，胁息然后带，扶墙然后起。比期年，朝有黧黑之色。"

这则故事的主人公，就是春秋时期楚国的国君楚灵王。楚灵王有个特别的嗜好，喜欢腰细的人，而大臣们为了讨好他，就每天只吃一顿饭，早上穿衣服的时候先憋住气、收腹，再系腰带，扶着墙站起来，再去上朝。结果过了一年，大臣们都饿得面色发青。时间长了，宫中不仅人人面黄肌瘦，一副营养不良的样子，更频频有人饿死。

这可以看作我国历史上最著名的一场减肥运动，当然这里的"细腰"指的不是女性的细腰，而是男子的细腰。为什么楚灵王有如此爱好？很可能是他的审美如此，不想看到朝中大臣个个肚大腰圆。就这样，很多人成了"瘦"的牺牲品。据说，当时的大臣对瘦的追求，还波及了青铜礼器，出现了"束腰"的鼎。

后来，楚灵王为了满足自己的私欲，不顾大臣反对和百姓死活，大兴土木，派人建造了豪华至极的章华台，又叫"三休台"，因为据说从低到高走一趟这座台，中途要休息三次。之后楚灵王又开始搜罗全国各地腰细的女子，宫殿内夜夜笙歌。不少女子为了邀宠，一直控制饮食，后来由于太过饥饿，很多人因此丢了性命。章华台也因此被称为"细腰宫"。所以后来就有了非常有名的两句诗："楚王好细腰，宫中多饿死。"大臣为了得到提拔重视，女子为了得到宠爱，而创造出我国历史上如此隆重的减肥"盛事"，不可谓不精彩，但也实在荒唐。

赵飞燕"香肌丸"悬案

不过，这种对瘦的追求从此仿佛成了一种审美正确，一直传了下去。几百年后，汉朝最有名的"瘦美人"——能做掌上舞的赵飞燕，恐怕又为瘦身的流行做出了巨大贡献。

"掌中舞霸箫声绝，三十六宫秋夜长。"据说赵飞燕的腰就特别纤细，体重也很轻。有一天，她在跳舞的时候，忽然刮起大风，要不是旁边有人眼疾手快抓住了她的裙子，她恐怕会"乘风而去"。后来，汉成帝怕她被风吹跑，特地筑起"七宝避风台"。除了瘦，赵飞燕皮肤也很好，很白皙。传说她用了一种秘方——香肌丸（也叫息肌丸）。这种药是用麝香、高丽参、鹿茸等多种药材制成的，将它放入肚脐内，可以让人的皮肤光滑细腻，白皙娇嫩，但香肌

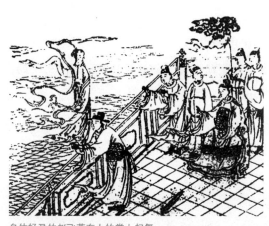

身体轻盈的赵飞燕在人的掌上起舞。

丸有副作用，会导致不孕。为了控制体重，赵飞燕还内服仙人掌，因为听说仙人掌可以控制人的食欲，还可以养颜排毒。后来，赵飞燕一直没有生出孩子，估计就是因为太瘦了，内分泌功能出现了问题——可见苗条也是一把双刃剑。

在这样以瘦为美的审美趋向的推动下，又一场壮大的瘦身运动应运而生。这一潮流也一直延续了很多代。魏晋时期，有个富人叫石崇，出了名的好色，一生热衷于搜集各色美女。他对美女的要求也苛刻无比。

据说，石崇曾将沉水香筛成粉末，撒在象牙床上，让美女经过，谁要是没留下痕迹，石崇就赐给她珍珠百粒；谁留下了痕迹，则命她节食减肥——这要求恐怕只有仙家能做到了。

南北朝时期，同样以瘦为美。《南史·徐勉传》里记载了一个舞女，她的腰围只有一尺六寸，也能做"掌上舞"！

唐朝纵然是以所谓的胖为美，但这个胖多是指的"丰腴"或"丰满"，绝不是现代意义上的胖。当时上至宫廷，下至乡野，很多人热衷减肥；除了节食外，还流行"五禽戏"，可以看作当时的广场舞。

而到了晚唐时，出现了一种"意念减肥法"，即打坐，腹式呼吸，然后不断暗示自己瘦了……如此每天冥想半个时辰，坚持三个月，就能达到减肥的目的。

宋朝同样是以瘦为美，从当时的服饰就可见一斑。在老百姓当中，据说流行这样一种衣服——上衣窄袖，非常瘦窄，甚至贴身，既便于行动，也凸显了女性的曲线美。很多女性为了穿上当下最流行的衣服，自然是想方设法让自己变瘦，毕竟虽然人靠衣装，但衣也要靠人装。

从此，虽然历朝历代审美情趣或多或少有所变化，但以瘦为美的基调则定了下来，并延续至今。

当然，减肥也有比较"温柔"的方法。比如《饮膳正要》中提到的药膳减肥。人们食用能够利水、消肿、减肥的饮食方，比如薏米粥，据说能健脾除湿，减肥消肿；还有鲤鱼汤、冬瓜粥、荷叶粥等。至于到底能不能减肥，恐怕只有用过的人才知道了。

从"锡粉妆"到"七皮饮"

除了减肥，另一个女性十分在意和关注的问题，就是美容养颜。谁都想拥有绝世的容颜，现实却是，并非所有人都"清水出芙蓉，天然去雕饰"。不过，爱美之心人皆有之，为了变美，古人做出了巨大的努力。在这一点上，跟现代人比起来，古人可谓不遑多让。

早在殷商时期，古人就用锡粉化妆，"为悦己者容"，还有用红蓝花叶捣成汁，凝为脂，来饰面化妆。这可以看作最早的粉底和腮红了。《五十二病方》中则记载了用水银、丹砂除疣祛瘢痤的美容方。而据《博物志》记载，商纣王曾经命人炼制铅粉和锡粉，据说美白效果非常惊人。战国时期的《神农本草经》记录了20多种美容的中药，还有关于瘦身美容的食疗方法，比如白瓜子"令人悦泽，好颜色"，桃花"令人好颜色"，大枣、葡萄"久食轻身不老"等。

到了魏晋时，葛洪在他的书中推荐了两种"桃花美容方"。一种是单用桃花，可以"细腰身"；一种是桃花搭配白瓜子、白杨皮，可以增白润肤；还有"张贵妃面膏""白杨皮散""令面白如玉方"等多种美容方。

唐朝同样不甘落后，宫中很多女性爱用"唐宫迎蝶粉"——粟米粉用香花熏后即成，外涂，可以让皮肤香嫩，还可以去皱纹。孙思邈在他的《千金方》中也收录了很多美容瘦身药方，比如"猪蹄浆""桃花酒"等。

到了宋朝，在宋徽宗亲自主持编撰的《圣济总录》中，有专门的"悦颜爽志"食疗方，比如"大枣粥""莲子粥""鹿角膏"等。《太平圣惠方》中同样有许多美容轻身的方子。

宋朝最常用的"七皮饮"，也是有名的瘦身茶，被宋朝名医严用记录在《济生方》中。这种减肥饮品据说能行气消胀，利水渗湿，消水肿。相传，苏轼曾经自民间得了一张"驻颜不老方"，他还为此写了一首歌诀，并被收录在《苏沈良方》中：

> 一斤生姜半斤枣，二两白盐三两草，
>
> 丁香沉香各半两，四两茴香一处捣。
>
> 煎也好，泡也好，修合此药胜如宝。
>
> 每日清晨饮一杯，一生容颜都不老。

元明清三朝，人们对美容减肥事业同样孜孜以求，贡献出了很多良方。比如清朝《石室密录》中记载了一款减肥丹药——"火土两培丹"，由人参、白术、茯苓、苡仁、芡实、熟地等十几味药物组成。

慈禧太后对美白的追求达到了登峰造极的程度，除此之外，她还对美发十分重视。《慈禧光绪医方选议》中记载："光绪三十一年七月除五日老佛爷香发散，发有油腻，勿用水洗，将药掺上一蓖即净，久用发落重生，至老不白。"

另外，清朝时期的美容手段其实已经比较完善了，除了中药、食疗外，还有推拿、按摩、气功、针灸等方法，内服外用一样不少。

上面的方子都还算正常，但接下来介绍的这两种就有点惊悚了。虽然用米粉涂脸可以美白，但这种方法有一个弊端，那就是容易脱妆，怎么

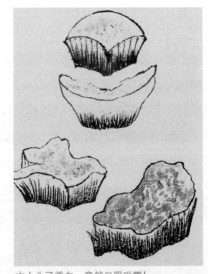

古人为了美白，竟然口服砒霜！

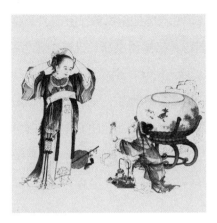

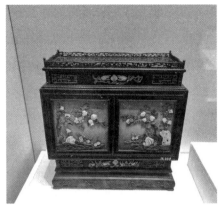

清代画家喻兰创作的《仕女清娱图》，表现的是富贵人家的女子梳妆的情景。

清代梳妆盒，外面的花卉图案显示了其精美。

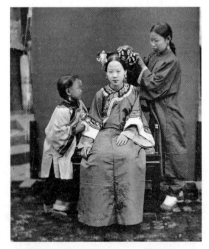

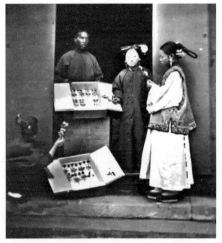

晚清时的富家小姐。在当时，富人出门前，必须认真打扮，否则会被认为有失身份。

晚清时期，贩卖头饰的小贩走街串巷，爱美的女性纷纷前来购买。

办？这可难不倒古代的小仙女们，为此，她们大胆使用铅粉。所谓"一白遮百丑"，铅粉美白的效果的确一流。但是，铅是重金属，且带有毒性，长期使用，会让肌肤发青甚至发生中毒。

这还不算最可怕的，有人为了美白，竟然口服砒霜——把少量的砒霜混进食物里每天服用。少量服用砒霜的确可以使皮肤在短时间内变得白净有光泽，但是依赖性也很大，一旦停用，肤色会比以前还要糟糕。可要是长期服用，死亡怕是唯一的"出路"了。

特殊的足部整形术——缠足

在追求美的过程中，我国历史上出现了一种让西方人惊讶、让现代中国人感觉不可思议的畸形审美行为——缠足，也称缠脚、裹脚。从宋代到清末的近千年间，众多女性或被动，或主动加入这一队伍之中，慢慢将这一损害身体健康的怪异行为发展为一种美的标准，以至于以"不为者为耻"。

今天看来，缠足很像古代一种特殊的足部"整形术"，所用的手术器具比较简单：一条简单的缠胶带；手术人员则是女性自己或女性亲属。

这项特殊的"足部整形术"如何实施呢？

如若家有女孩，四五岁便开始对其缠足，过程是这样的：先穿一种尖头鞋，以限制足部的生长发育；到了七八岁，开始用缠足布缠脚，因此时

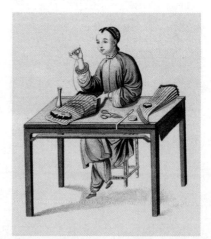

西方人画中展现的晚清小脚女人

女孩的脚还有柔韧性和可塑性。所用的缠足布（裹脚带）大约一寸（3.3厘米）多宽、七八寸（20多厘米）长。缠足的时候用缠足布把大脚趾之外的其他四个脚趾卷压到大脚趾下面，此时的骨头就算再柔韧，也需要人力强行进行扳压。经过五六年的时间，女孩的脚背高高拱起，脚渐渐长成尖角形——"三寸金莲"就此形成。

由于这项特殊的整形术违背了脚的自然生长规律，结果常常导致女性脚部流脓溃烂、血肉模糊、筋骨错乱，继而变得形象各异、面目全非。

缠足所带来的痛苦与风险，与今天的整容手术不相上下。某地曾有一女子，幼时开始缠足后，一个多月不能下床走路。但由于脚还是"难看"，她的母亲和奶奶就把瓷碗碎片放在她的脚底、脚腰和脚面，再用缠足布把她的脚包裹起来，套上小鞋，让她下地走。结果，瓷碗碎片割破脚底，血迹从缠足布中渗出，慢慢变黑、发臭。女子疼得脸色苍白，精神恍惚，体重骤减。

为什么古代的女性要缠足，莫名遭此苦楚？为什么古时候有那么多男子喜欢小脚的女性？对此，中外学者有不同的看法。曾经在中国住过40年的社会学家纳吉奥·鲁佐认为，当时的中国男性找缠足的女子，是认为同这类女子性交就跟和处女性交一样，能增强男女性交时的快感。他曾在《金莲小脚具有整个身体的美》中写道："女人的脚越小，她的阴道肌肤就越美妙。"

另一种观点则认为，让女性缠足是为了限制她们的自由行动，因为儒家提倡女子应以贞静为美德，尤其是名门闺秀。比如，如果某个女子说自己在自家门口的街上都能迷路，很可能是在炫耀自己家教好，名声清白。被缠足的女性行动不便，更可能"大门不出，二门不迈"，也就更能保持贞洁、纯洁的本性。

还有一种观点认为，女子缠足可以制造一种"性隐秘感"，或"性敏感带"，能刺激男性的性欲。所谓越是隐秘的东西，越能激发人的兴趣。

而有的人甚至只对这类"隐秘"性的事物感兴趣。《赵飞燕外传》中说汉成帝患有阳痿，不能勃起，但只要用手接触赵合德的脚，勃起障碍瞬间解除。

而无论原因为何，这一特殊而畸形的审美癖好在我国历史上也是奇葩的存在，众多女性为此付出了沉痛的代价。

那么，缠足起源于何时？谁又是始作俑者？

流传最广的说法是，缠足源于南唐李后主。他"令嫔娘以帛缠足，屈上作新月状，着素袜行舞莲中……"宫女们为了争宠也开始效仿，后传至民间，成为后世女性悲剧的开始。虽然有人对这个说法存疑，但主流观点多认为缠足大致出现在唐末宋初。

宋之前，缠足多限于宫廷演出，而两宋后慢慢成为时尚，并开始在民间风靡。南宋末年的学者车若水在《脚气集》中写道："小儿未四五岁，无罪无辜，而使之受无限之苦。缠得小来，不知何用。"

到了元朝，很多汉族女子"以不缠足为耻"。真正意义上的"三寸金莲"在宋末到元末这一时期出现。

到了明朝，缠足到达全盛时期，风气吹遍全国，当时"士大夫家，以致编户小民，莫不裹足"，当然也有不少人不缠足。

朱元璋的皇后因为脚大也曾为人背后讥讽，有一次，朱元璋微服出巡，听到有人变相嘲笑皇后脚大，第二天就下令将这家人连带九族 300 多人统统处死。皇后都被人嘲笑，可见时人对女性小脚的趋之若鹜……

而也是在此时，缠足成了评价女性美丑的首要条件，甚至连容貌、身材、肤色等都要往后排。

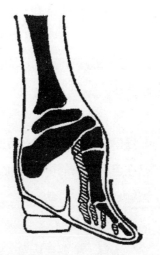

三寸金莲透视图，因为经过紧密缠裹，导致脚部骨骼畸形。

明代小说《玉闺红》中提到一相貌平平的青楼女子因有一双"好看"的小脚而"门庭若市";更有人喜欢将金莲小鞋当作酒杯喝酒。此外,对"金莲"的迷恋,甚至发展出专门品评金莲的标准。最有名的当属李渔,他在《闲情偶寄》中有详细的评述,可以说是专业的"金莲评论家"。

清军入关后,曾对汉族女子缠足极力反对,但从顺治到乾隆,即便四帝三令五申,依旧对汉女罗裙下的三寸金莲无可奈何,甚至本不缠足的满族女子也偷偷效仿,风靡的"花盆鞋"中就有缠足的身影。

清人方绚写的《香莲品藻》,可谓缠足的百科全书。他在书中把女子小脚的美丑进行了分级,并起了各种名称。比如香莲"五式":莲瓣、新月、和弓、竹萌、菱角;香莲"三贵":肥、软、秀;"香莲十八名":四照莲、锦边莲、钗头莲、单叶莲、佛头莲……;"香莲十友":益友(罗纨)、艳友(弓鞋)、梦友(伴奴)、执友(绣曳)、净友(锦袜)……不一而足。当时一些文人在看书行文时,必须手握姬妾的金莲不可,不然没有灵感,无法搞创作……

清代小说《情梦柝》中则写道,某书生因听说想招他为婿的荆家小姐虽然人漂亮,但可能没有缠足,顿时兴趣缺乏,想让他父亲推掉亲事。可见古时人对"金莲"的迷恋到何种畸形的地步。

清朝末年,一些知识分子开始认识到缠足的危害,反缠足运动慢慢兴起。这期间,外国人在国内开办的耶稣教会曾发起"天足运动",太平天国运动也反对缠足。不过,根深蒂固的思想不可能一时被抹除。

清朝被推翻后,孙中山下令禁止缠足。"五四"时期,缠足被革命分子讨伐,很多人撰文痛

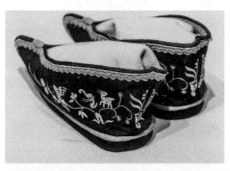

女子小脚绣花鞋,外面的精致花纹并不能掩盖古人畸形的审美。

斥缠足的弊端，许多报刊也广泛宣传放足的好处。但直到中华人民共和国成立后，才真正杜绝了这一陋习。

粗览我国历史上的缠足史，谁承想，当初皇帝的无心赞赏，却成了后世万千女性的桎梏！真可谓"帝王一念，害人不浅"。而对于缠足，它缠住的不仅是当时女性的脚，也是当时所有人的脚，更是全社会的脚……话说回来，虽然又臭又长的有形裹脚布已经被遗弃很久，变成了"文物"，但人们心里无形的"裹脚布"，有没有完全丢掉呢？

男人妆：粉英

女子想变美，男子也不例外。战国邹忌不就曾问妻子："我孰于城北徐公美？"

更让你想不到的是，我国最早的化妆用具竟然是为男性所用！据考古发现，古时男性用的梳妆盒里有铜镜、木梳、刮刀、脂粉盒和小木梳，一应俱全，简直是最早的化妆箱。汉代的男性墓中也随葬有丰富的化妆用具，"孝惠时，郎侍中皆冠、贝带、傅脂粉。"还流行过在帽子上插鲜艳的羽毛，脖子上抹用米加铅做的粉。

古代化妆用的米粉是用圆的钵盛米汁，沉淀后制成"粉英"，晒干后用来敷脸。也有的用黏性较好的粟米，还加了香料。铅粉的主要成分是碱式碳酸铅，含有铅、锡、铝等元素，但没有脱

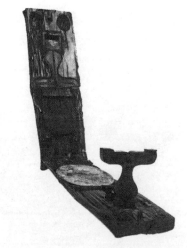

湖北枣阳九连墩一号楚墓出土的便携式梳妆盒，盒内有铜镜、木梳、刮刀、脂粉盒和小木梳等一系列化妆器具。

水，呈糊状，用的时候要加水调和。后来它被制成了粉末和固体状，保存起来也方便，慢慢取代了米粉。

历史上男性化妆最有名的朝代，非魏晋莫属。很多人恐怕不知道，"肤如凝脂，唇赛点朱，面似月下白玉，腰如风中杨柳，口嘘兰麝，体溢芳香，端的一个好皮囊！"其实是形容男人的。当时的贵族们，镜不离身，打粉化妆，喷香水，跟现在的美容潮流不相上下。曹植跟朋友见面前"取水自讫，敷粉"，据说有一次让客人等了一个多小时——现代人估计都自愧不如；书法家王羲之也不能免俗，出门必定化妆，香水是卧房的必备之物，涂唇之类的胭脂膏粉也不少。

唐朝的时候，皇帝还带头给大臣发化妆品，如唐高宗、武则天等。有洗头发用的"头膏"、敷脸的"面膏"、润唇膏"口脂"，这些都有一定的药物功能。包装也是相当高大上，曾经"以翠管银罂盛之"。据说太平公主用过一款面膜，用后皮肤光滑细腻，武则天知道后就把这方子赏给朝廷里的大臣——好东西就是要分享嘛，武则天也真是个豁达爽快之人。

宋代开始，男人化妆的风气稍弱，但也不是蓬头垢面，至少"三天一沐发，五天一沐浴"，保持头发油亮和脸部洁净。比如明朝的宰相张居正，尤其喜欢护肤品，早晚都要让人送到府里，即"膏泽脂香，早暮递进"。到了清朝，男性化妆才逐渐不再时兴。

瘦身本无错，爱美亦真心。自古以来，东西方都在追求美的道路上前

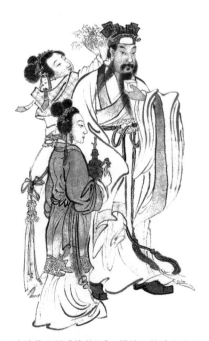

晚清苏六朋《簪花图》，描绘了韩琦身边两个侍女为他簪花的场景，当时人们戴花成为一种时尚。

赴后继，对美的看法也在随着时代更迭而有所不同，这都无可厚非。不过，如果一味地为了取悦他人而乱从潮流，甚至对自己的身体进行摧残，那就得不偿失了。这样的"爱美"行为就不得不说是一种残忍了。

每个时代有每个时代的审美，亦有独特的风尚。那些逝去的时代，我们虽然不能真正领略其风采，但通过史书典籍，仍可窥见人们在追求美的道路上所创造的辉煌，当然也包括所陷入的困境和误区。

古人化妆的步骤，你了解吗？

古代人化妆跟现代其实没有太大的区别，只不过现代可能更烦琐一些。

洗脸：古人通常会选择淘米水来洗脸，然后"施以膏泽"，类似今天的水、乳。

妆粉：古代的妆粉有植物类的和金属类的，植物类的如米粉，金属类的就是铅粉。

修眉：用黛石或蓝草汁等画眉。不同时期流行不同的眉形。

贴花黄：通常是在额发际或面部涂黄色粉等，一般是未出阁的少女常用。

最后是戴花钿，或面靥（人工酒窝），涂口红。

古代女性就医、从医

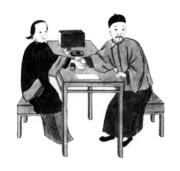

男女大防，古代女性如何就医？

"男女授受不亲"是古代礼教对男女两性不能直接接触、言谈或授受物件，限制男女交往的一种规定，出自《孟子·离娄上》。

在汉武帝"独尊儒术"之前，这种男女之防只是孔孟之道的一种提倡，并未占据思想的主流。但到后来，这一思想像一张大网一样罩在了男女之间的自由交往上；而宋代理学的兴起，让这一状况如同火借风势一般弥漫开来，甚至发展到荒唐的地步；到了元明清三朝，则更是变本加厉。

当时，女子绝不能和男性有身体接触，哪怕给对方递东西也被禁止。遇到紧急情况时怎么做呢？女子要把东西放下，让男性自己去拿。如果是未婚女子，与男性发生身体接触，那她就会被认为被"玷污"了，"不洁"了，这样的女子没人愿意娶她，只能嫁给触碰她的那个人。历史上曾有女子因被逼无奈选择自杀。

比如，宋朝时曾经有一个女子，因为看到男性裸着的上半身竟然羞愤自杀；一位王姓女子，因为风吹门帘，怀疑有人偷窥，自尽而亡。而司马光在《家范》中曾记载，当时有一女子的丈夫死了，她带着孩子，背着丈夫的遗体，投宿某客店。但男店主不准她住，还把女子硬拉了出去。这个女子认为自己被污身，后来竟然用斧子砍掉了自己被拉过的手臂……

既然男女不能直接接触，那如果女子生病需要就医，该怎么办？

平民百姓家的女儿通常没有太多的约束，而富贵人家的女儿要求就比较严格了，生病后通常是让下人去抓药，医生只能通过听下人的描述来判断病人的病情，然后再开出药方。

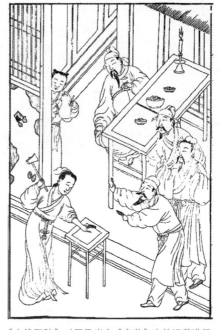

《人镜阳秋》对司马光在《家范》中的记载进行了绘画展示：只因为手臂被男性拉扯过，画中女子就要砍掉被触碰的手臂。

当然，也有医生比较聪明，会想一些巧妙的办法，以使病情诊断更为准确。唐朝有个名叫昝殷的名医，精通妇科。他在为女性患者诊病时，常会带着一具女体器具，通过让病人自己指出不舒服的位置来对症下药。

到明朝时，给女子看病就比较严格了。明太祖朱元璋为此特别规定："宫嫔以下有疾，医者不得入宫，以证取药。"嫔妃生了病，只能叙述病情后，让医生开药方。有位分的人尚且如此，一般的宫女就可想而知了。如果是普通小病还好说，大病真的只能听天由命了。

民间虽然相对好一些，但女性得病看医生，也有严格的讲究。明朝的《习医规格》中记载了以下规定："隔帷诊之亦必以薄纱罩手。"女病人不能直接让医生看病，需要用东西"隔"一下，常见的是用帷幔把医生与女患者隔开，再用纱把手罩起来，让医生诊治。医生透过纱帐观察女病人的气色、舌象等，完成"望诊"程序。至于诊断的准确度就很难说了。如果病人家庭困难，医生通常要"自袖薄纱"——自己袖子里带一块薄纱。女性如果要去医生的诊所看病，则必须用纱巾或扇子"蔽面"。如果是寡妇，更要小心谨慎。

不过，如果得的是妇科病，通常女性是羞于说出口的，甚至因为封建礼教的束缚而选择避不就医。元朝有一位寡妇得了乳疾，不去看医生，说："宁死，此疾不可男子见。"于是自己忍受病痛的折磨，后来最终丧命。而她得到的是什么呢？一座冰冷的贞节牌坊而已。

传男不传女

我国古代绝大多数医生都是男性，说得上名字的女医生屈指可数，史书上记载的仅有义姁、淳于衍、鲍菇、赵婆、彭氏、陆氏、王恒其、谈允贤、曾懿等几位。古代女医生如此少，最主要的原因自然是女性地位太低，没有机会进入当时的"太医署"或"太医院"接受正规的医学教育。即便自己的长辈是医生，也多抱着"传男不传女"的封建思想。哪怕儿子愚笨，女儿再聪明也不行。另外，即便有些女性有机会从医，她们接受的文化素养教育和医学素养教育，也远不如男性。

不过，女性想从医总归还是有一些方法的。比如西汉时期曾专门设立过"女医"职位，当时叫"视产乳之疾者"，"产乳之疾"大概跟现代的乳腺炎类似。这里的"女医"的服务对象只是皇宫里的皇后、公主等皇族里的女性。她们的主要任务是接生和诊治产后病。民间以医为业的女性人数虽然比皇宫里的多，但她们的身份较复杂，医术很难得到认可，比如"三婆"——师婆、药婆和稳婆，通常是不太受信任的。南宋大儒袁采在家训《袁氏世范》中告诫子孙："……牙婆及妇人以买卖、针灸为名者，皆不可令入人家。"在当时的士人心中，依靠医疗服务谋生的女性就是"坏女人"。元代的官员徐元瑞在《吏学指南》中也警告，"三姑六婆"都是坏女人。

古代关于宫廷女医生的选择标准以及相应的教育内容有如下记载："诸女医，取官户婢年二十以上三十以下，无夫及无男女，性识慧了者五十人……医博士教以安胎产难及疮肿，伤折，针灸之法，皆按文口授……""官户婢"是什么人？很可能是官户和官奴婢两个阶层的女性。在唐代，民众被分成良人和贱人，属于官府的贱人被称为官贱人。前面提到，医生在古代的地位是比较低的，属于"杂伎"，自然选择从医女性也是从官婢中找。

从上面的话中还可以得到一些重要信息，选官户婢当女医生有几个标准：一是年龄有限制，不能太小，也不能太大，二三十岁之间，其实比太医署的学生年龄要偏大。二是不能结婚嫁娶，或者婚嫁但没有生过孩子。为什么？据说是因为这些女医生以后专属后宫，可以说是签了终身之约，死也得死在宫里；也有人认为，生过孩子的女性不吉利，所以不选。三是选择天资好、聪明、理解能力和领悟能力好的，这样学习起来更容易一些。

女性能跟男性一起上课吗？当然不能。她们不能和太医署的男医学生在一起学习，而是被安置在其他地方。可能是"内药司侧，造别院安置也"，比如尚药局旁边。此外，女性在学医时，周围会由四位宦官严格看守，像监考老师一样。

女医生所要学习的科目主要包括疮肿、伤折、针灸等，由太医署的博士来口授。但由于这些女子文化水平不高，不可能读懂医学方面的专业书籍，可以想象，学习五年之后，她们的医学水平和造诣并不如太医署的医学生。

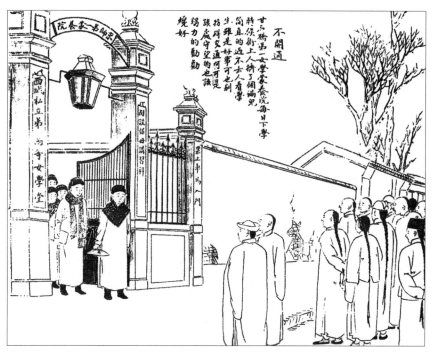

1907年《日新画报》上的《不开通》提到：当时女校的学生放学，很多人都感到稀奇无比，聚在门口围观。由此可见，虽然已到清末，女性地位开始有所提升，但人们根深蒂固的观念并没有什么改变。

女医也有宫斗戏

古代有这么一位女医生，不珍惜自己的医术，结果被人利用，牵扯进宫廷斗争中，自食恶果，没得善终。这个人就是汉朝的"毒医"淳于衍。

淳于衍是乳医，是专门接生的妇产科医生。当时她跟权臣霍光的老婆很熟，就想给自己的丈夫谋个官当当。巧的是，霍光的老婆想把女儿送进皇宫当皇后，但要想事成，得先将许皇后弄下来。许皇后当时刚生完孩子，染上了疾病。霍光的老婆就利诱淳于衍，让她投毒杀死皇后，还答应她事成之后，跟她共享荣华富贵。

淳于衍后来真的向许皇后下毒。许皇后命薄，很快就死了，这件事暂时没被追究。但坏事总有暴露的一天。后来，霍光的儿子因为谋反事发，淳于衍下毒的事被揭露，最终被处死。

古时候在"男女授受不亲"等狭隘的思想影响下，很多女性因得病不敢或不方便就医，继而只能遭受病痛的折磨，甚至会因一点小病而丧命。又因为性别歧视以及社会风俗等原因，女性不能接受同男性一样的文化和医学专业教育，为我国医药发展贡献才智，不能不说是我国医药史上的一大损失。

也许有人会说，过去的荒诞是植根于封建礼教基础上的，有它自己的"语境"，现在是文明社会，早已将这种情况根除。事实果真如此吗？在21世纪的今天，虽说女性地位已大有提升，但实际上整体而言，却还是远远不及男性。还有不少抱有封建思想的人，不尊重甚至歧视、迫害女性，而社会上也时不时出现所谓"女子无才便是德"之类的无脑之谈。这不能不引起我们的警惕与反思。

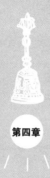

第四章

现代荒谬疗法

鸡血疗法：
狂热年代的神奇秘方

俞昌时 / "公鸡热" / 风靡全国 / 昙花一现

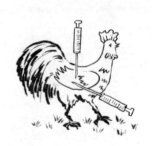

在生活中，形容一个人做事激情澎湃、不知疲劳，常常会说"他像打了鸡血一般"。为什么要说"打鸡血"呢？这个说法有什么来头？

"打鸡血"一开始可不是用来调侃的，在中国现代医学史上的确真实存在过，它是 20 世纪 50 ~ 70 年代最出名的一种民间保健方法，曾风靡于老干部及机关工作人员中，俗称"鸡血疗法"。

所谓"鸡血疗法"，就是把一年生的大公鸡的血，抽出来给人注射。在当时医界看来，注射了鸡血的人，像吃了补药一样，面色发红，精神亢奋。

打鸡血怎么操作呢？据当时发放的"鸡血疗法"资料记载：先在鸡翅下选好血管，然后用注射器抽取新鲜鸡血（几十至一百毫升），不用做任何处理，注射到人的皮下组织，每周一次。据说，鸡最好选择童子公鸡——因其元气最足，治疗效果最佳。

上流社会的秘闻

据称，"鸡血疗法"可能是受到了 20 世纪 50 年代初苏联"组织疗法"的影响。当时苏联医生把人体的某些组织，如皮肤、内脏、胎盘等做成注射液来给人治病。但在现实生活中，要将这样的理论施行起来，却不是一件容易的事。

让打鸡血流行起来的比较传奇的说法是，一位在押的前国民党中将军医在交代问题时顺便提供了鸡血疗法的"秘方"。据这名医官透露，国民党高级将领甚至最高将领都靠这鸡血秘方养生保健，延年益寿。这种荒诞不经的谣言因为来自"上流社会的秘闻"而充满了神秘色彩，在它不经意间流向社会之后，很多人对此深信不疑。

第一个开创"鸡血疗法"的人是上海永安棉纺三厂厂医俞昌时。1959年 5 月 26 日上午，俞昌时医生当着众多围观工人的面，给自己打了 1 毫升新鲜鸡血。这一针不但没让他出现任何不良症状，反而面色红润，精气神儿也更足了，用他的话说，"不到三小时，就感觉奇饿，中午吃了八两饭哩"。

谁也没想到，这一针的反响居然那么强烈，当天下午就有 40 多人找到俞医生，要他给自己打鸡血。俞昌时曾跟人讲起这事称：当时，原来咳嗽不断的人，打了鸡血五分钟后就有好转；晚上因哮喘难以入眠者，打了鸡血后当晚很快进入梦乡；通过鸡血疗法，胃痛的不痛了，长疖肿的没过多久肿块就消了下去。

俞昌时毕业于上海亚东医科大学，当过军医，开过私人诊所，还担任过县级卫生院院长，行医时间有 20 多年。"鸡血疗法"奇想源于 1952 年他在江西南平县工作时的重大发现。有一次，俞医生测量鸡肛门温度时，发现鸡的体温高达 43℃，在他看来，这意味着鸡血的发热机能特别高，神经中枢的调节作用特别强，由此他断定它能促进机体新陈代谢，并能抗菌抗毒。事实上，中医里就有很多内服外敷鸡血以治病的方子。据此，俞昌时决定配合自己的现代医学知识，发明一种新的保健治病的方法，尝试"鸡血疗法"。

鸡血一打，瘤子就缩回去了

"鸡血疗法"流传出去后，俞昌时自己印发了《鸡血疗法》小册子进行宣传。他在小册子里说，他先在自己身上做试验，注射了两天的鸡血，觉得"精神舒适、食欲增加"，三四天后，"脚癣、身上的皮肤病同时痊愈了"。接着，俞医生又给亲友注射，自己15岁的女儿腹痛，打了一针鸡血就好了；还有一个大腿患有蜂窝炎的农民，注射了三次鸡血就痊愈了；一个患阴道瘤的女人，注射两次鸡血后瘤子就缩小了，后来完全消失。

在当时人看来，通过打鸡血，还可以预防和治疗半身不遂、中风、妇科病、不孕不育、性功能不全、胃溃疡、高血压、脚气、痔疮、感冒等病症。

照这样的疗效，"打鸡血"这一方法在当年缺医少药、信息不畅的年代，可以说是灵丹妙药了。所以，这一方法很快就像风一样刮遍了全国，从北京到云南边疆，从机关干部到农民、学

"鸡血疗法"能治疗哪些疾病

临床实践证明，"鸡血疗法"是肯定能治疗某些疾病的，但是由于每个人的体质、病情等因素不同，因而疗效也不一致。疗效通常在注射了三——四针后出现，一针见效的病例也屡见不鲜，大部分接受此疗法的患者都有明显的食欲增加、精力充沛和睡眠改善等现象。现按显著疗效和一般疗效的病种分列于下：

（一）显著疗效：（1）功能性月经过多（2）胃及十二指肠溃疡（3）弥漫性表层角膜炎（4）预防麻疹（5）性神经衰弱等。

（二）一般疗效：（1）神经衰弱（2）支气管哮喘（3）慢性肠炎（4）高血压（5）慢性支气管炎（6）传染性肝炎（7）夜尿症（8）湿疹（9）关节炎（10）贫血（11）眼结膜炎（12）乳汁缺乏（13）神经性头痛等。

鸡血疗法能治疗的疾病极多，堪称"灵丹妙药"。

生，甚至专业医生也不例外。男女老少，信众遍及全国，最火爆时，人们还要排队注射。而与此同时，鸡价一下子升了天。当时的人还有事没事怀里抱着一只公鸡，夜里鸡叫声连绵不断，想想那场面，应该是相当壮观了。

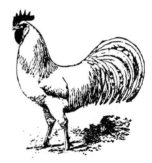

当时的看法认为，越是强壮的公鸡的鸡血，治疗功效越好。

四川崇州地方志《百年崇州》这样描述抱鸡抽血的场景："病人抱着鸡进诊室后，有护士帮忙，七手八脚地逮住鸡，从一边翅膀的静脉血管中抽出鸡血。由于一次能抽的鸡血不多，所以还要在别处抽。在抽血时，强壮的公鸡会拼命挣扎，一旦挣脱就咯咯大叫，满屋飞逃，大家追拿，乱成一团，鸡毛灰尘扬起，再加上鸡屎遍地，更是臭气熏天。因为频繁扎针，过不了多久，一只漂亮的公鸡就变成了浑身青一块、紫一块的斑秃鸡，这就需要另换一只好鸡，因此市场上雄壮漂亮的公鸡一度成为抢手货。"

因为"鸡血疗法"，公鸡成为抢手货。在那个特定的年代，打鸡血能大补成为共识。其实所谓的打鸡血能大补，就是一种过敏反应。因为鸡血被注射进人的肌肉组织，打进肌肉的鸡血会被人体吸收，由于异种蛋白会引起人体免疫系统的排异和过敏反应，因此会有皮肤潮红、心率加快等表现，的确给人一种大补的感觉。但要知道，如果过敏反应过于严重，就会导致过敏性休克，甚至死亡。1962 年上海卫生局的一份调查报告显示，在两年多的 688 个病例中，有 16.6% 的打过四针以上鸡血的病人出现了畏寒、淋巴结肿大、荨麻疹、发热、腹泻、局部红肿疼痛等症状，其中有 6 个病人出现休克。

赤脚医报 1967.9.18

"鸡血疗法"简介

"鸡血疗法"能治疗那些疾病

为什么鸡血能治病

治疗方法和剂量

注射鸡血会产生什么反应

怎样抽取及保存鸡血

老爷卫生部扼死鸡血疗法的铁证

新生事物是不可战胜的

禁忌症

鸡疾会传染给人吗？

鸡血的动物试验

肝精与鸡血

关于脱敏鸡血粉（DB-102）

本报社址：上海石门二路134弄9号　　电话：531077　　本报订阅处：上海各邮局，集体订阅，外地不分　　另售：每份2分

一家报纸对"鸡血疗法"进行了整版报道。

一代人的精神激素

1965 年，上海市卫生局紧急召开专家座谈会，专门针对鸡血疗法进行研究，最后认为，新鲜鸡血不安全，"虽然对某些慢性病有治疗效果"，但不值得冒着过敏反应的风险去打鸡血。随后不久，卫生部下发了《关于"鸡血疗法"的通知》，不但禁止医务人员用鲜鸡血给病人治病，同时要求耐心劝阻那些还在试图通过鸡血疗法改善健康的群众，停止与鸡血有关的医疗活动。对此，"鸡血疗法"的开创者俞昌时并不服气。

1966 年底，卫生部以"急件"的形式下发通知，正式撤销了 1965 年发布的《关于"鸡血疗法"的通知》，承认禁止鸡血疗法是错误的。此后，这一疗法又持续了十多年时间。

现在看来，20 世纪六七十年代，中国的医疗条件及相关管理水平非常低下，百姓对医学的认知水平非常有限，而"鸡血疗法"本身的科学性没有得到理论和临床的证实。据当时的资料记载，由于鸡血注射在皮下肌肉（而非静脉注射）里，液体蛋白进入人体所引起的免疫反应对某些特殊疾病偶有一定疗效，让一些人有进补后的感觉，表现为浑身燥热，脸色红润。也许，在那个医学、医药条件相对低下的年代，这种昙花一现般的医疗效果，让许多人觉得具有了某种类似替代性的作用。

至于为什么不选鸭血、鹅血，而只选鸡血，可能跟古代传说有关——鸡能辟邪。古人认为鸡是凤凰的化身，而且属"阳"，所以能辟邪驱

为什么鸡血能治病

目前，鸡血为什么能治病的道理尚未完全清楚，有待进一步深入探索，但是从几年来临床观察和动物研究所获得的客观资料来看，鸡血对机体大致可以产生下列几种作用，根据这些作用就可以作为治疗的依据。

（1）鸡血对大脑皮质功能有调节作用。

（2）有调整和兴奋内分泌腺的作用。

（3）有加强造血机能的作用。

（4）能够调节和加强机体组织细胞的新陈代谢。

（5）可以加速血液凝固。

（6）增加血液的抗体从而加强机体的抗病能力。

（7）有异性蛋白刺激作用。

由于鸡血对机体的作用是多方面的，因此有理由认为此疗法是一种"非特异性"疗法。

当时的报纸对"为什么鸡血能治病？"进行了"科学"的分析。

鬼。这显然跟中国巫术文化一度盛行密不可分。

　　"打鸡血"呈现了那个年代一个复杂而诡异的社会精神和文化表象，它是中国漫长医学史上最不可思议的医疗桥段之一，其荒谬性不言而喻，从这个意义上说，与其说鸡血是医病的"圣药"，不如说它是一代人的"精神激素"。

卤碱疗法：
特殊年代的医疗 "传奇"

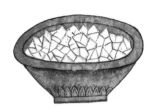

681 抗癌片 / 克山病 / 以毒攻毒 / 癌
症克星 / 芒硝 / "神医" 胡万林

　　在 "鸡血疗法" 出现后不久，人们还未曾完全适应这一荒诞疗法带来的冲击，另一个民间的治百病的诡秘妙方很快被人们 "发明" 了出来，粉墨登场，同样迅速风靡大江南北。它就是卤碱疗法，也叫 "681 卤碱疗法"。之所以叫这个名字，是因为这种疗法是在 1968 年 1 月被有关部门予以正式批准使用的。

盛极一时的 "681 抗癌片"

　　根据当年的油印传单和小册子上的宣传，卤碱疗法能治疗内、外、妇、儿各科的多种疾病，而且对癌症有神效，当时的许多高等级医院也都积极 "助攻"。后来，说法越来越天花乱坠，一时间这种治病方法竟成了新型的 "万能药"。当时很多 "药厂" 随之生产出 "抗癌" 的 "卤干粉" ——"681 抗癌片"。

　　但实际上，这种疗法副作用极大，而且背后暗藏很多危机：医院和医生在没有办理任何报批审核手续、批准文号，更没有相关药物的诸如化学结构研究、实验、临床用药质量标准、药效、三期临床实验的数据等情况下，就开始使用这种治疗方法。而当时的人也是胆子大，对此毫不关心，因为他们在忙着破除各种条条框框，自己相信某种药物有效，他们就找医生要，而医生也不敢推辞。

有个人用了这种疗法几天，原来的病情不但没有见好，身体其他部位也出现了不适，咽喉像火烧一样难受，肚子里"咕咕"叫个不停，胃里也像着火了似的，火烧火燎的。另一个比较尴尬的是大便，半天拉不出来，简直太难挨了，即使喝上好几杯水也无济于事。既然这样，索性先等等吧，结果呢，人刚一站起来又感到有便意，只能继续之前的窘态。副作用这么大，这个人后来果断停用了这种"神药"。

这个人还算意识得早，比较幸运，但并不是所有人都跟他一样，不少人用了药以后不但承受了难以忍受的折磨，而且还加速了病情的恶化。曾经有个 53 岁的男性患有肺癌，他的女儿从别人那里听说"681"能治好癌症，就搞到了一些卤碱给她父亲吃。后来怎么样了？他的邻居可以说几乎每天都能听到他家传出的号叫声。直到有一天，这名男子痛得实在不行了，就在地上打滚，大叫"肚子痛"，好在被经过的邻居发现，把他搀扶起来，他对邻居说自己肚子"烧"得厉害，好几天没有大便了。没几天，这名男子就去世了，据说他死的时候样子很吓人，肚子肿大，四肢都变干了，像枯树枝一样。

由于毒性实在太大，卤碱疗法后来受到广泛的批判。从出现到最后消失，卤碱疗法闹腾了一年多便草草收场。

一个铁匠的"重大发现"

究竟是什么妖风把这场闹剧吹开的?

事实上,卤碱疗法的"发明者"是一个小学还没毕业的铁匠,他之所以发明这种方法,是因为自己的妻子得了克山病。

克山病是出现于我国北方的一种地方病,也叫地方性心肌病,这种病是1935年在黑龙江省克山县被首次发现的,所以被医学界称作"克山病"。但是,当时由于医疗水平较低等原因,这种病一直没能得到根治,因此被视为"不治之症",死亡率很高。

当时克山县有一个姓刘的铁匠,一家人饱受克山病的困扰,家里的七个亲人都因为这种病不幸身亡。1967年春天,刘铁匠的第三个妻子(先前已经死了两任)的克山病又发作了,据说"肚子胀得像一口大锅,躺着时垫两三个枕头还喘不过气来"。刘铁匠不忍看着妻子继续受罪,就下定决心,一定要竭尽全力把她的病治好。

但是,刘铁匠连小学都没有毕业,而克山病在当时连专家都束手无策,这无疑是一件"不可能的事"。但是后来发生的事却像神话传说一样。

刘铁匠想到了一件事,那就是《白毛女》中的杨白劳自杀。故事中的杨白劳在孤苦无告、万分悲愤与愧疚中喝卤水自杀了,这给刘铁匠带来了"灵感":既然喝卤水能自杀,说明卤水有毒;但如果适量喝的话,是不是就能"以毒攻毒",把克山病治好呢?抱着这样的想法,刘铁匠架起了锅……

一连用了几天时间,他终于成功地熬出了白色的粉末状盐卤。一开始,他先自己用开水冲服,喝了以后,除了感觉舌根有点硬,他没感到什么不适,又等了半小时,还是没事儿。他就开始让妻子一点点服用。还真应了那句"天下之事,无巧不成书"。第二天,他的妻子竟然坐起来了,还"感到体快身轻"。之后她又喝了三个月,肚子也消了,还能下地干活了。

就这样，刘铁匠一下子"火了"，很快成了大家眼中的"神医"，名声远播，据说就连当时的报纸和广播都加以宣扬。在1968年1月这个本来再平常不过的月份，刘铁匠研制出来的"神药"被有关部门正式批准认可，并命名为"681"。接着就是群情沸腾、欢呼雀跃的时刻了，人们庆幸终于有人找到治疗克山病的药物了。后来，很多地方架起了"高高的炉灶，上面架着十几口大铁锅"，轰轰烈烈的制药开始了。在当时，你会在医院看到一些身穿白大褂的医护人员，扬眉吐气，谈笑风生，挽起袖子，手持长棍，站在灶台上，"奋力地搅着锅里的白浆"，还一面唱着赞歌。灶台周围的人也不闲着，手舞足蹈，给熬药"锦上添花"。

医院门前则是挤满了人，人人翘首围观——简直就像一个盛大的节日。人们排着长长的队领取免费的神药，药袋里是一个小瓶子，瓶子里装着大半瓶白色粉末——灵丹"681"！在当时，不管你是得了肝癌、胃癌还是肠癌，反正所有癌症，用"681"都能解决。据说当时的卤碱有粉剂、片剂、混悬剂、水剂、注射液，还有软膏。当然不同的剂型还可能会加一些其他的化学制剂，比如甘油、硬脂酸镁润滑剂、盐酸、液状石蜡、凡士林等。

是药还是毒？

对于卤碱，其实很多人并不陌生，它也叫卤干，人们制作豆腐的时候会用到它，主要成分是镁离子。卤碱看上去呈土灰色，像瓦渣，也像晒干了的猫屎，其味道苦涩无比。我国的古书中对它也有丰富的记载，比如《本经》中说它"主大热、消渴、狂烦、除邪、柔肌肤"，《别录》中说它能"去五脏肠胃留热，结气，心下坚，食已呕逆，喘满，明目，目痛"。

然而，现在的研究发现，卤碱有毒，能与细胞中的酶蛋白结合，对中枢神经系统、心脏等有毒副作用，通常口服 50 ~ 100 毫克就可能中毒。中毒的病人会感到恶心，呕吐，食道有烧灼感，口唇、颜面、颈部及四肢会出现麻木感，肌肉震颤痉挛，吞咽困难，说话困难，心律不齐，严重的还可导致呼吸肌麻痹及心脏停搏，继而死亡。

是药还是毒？那个年代的某医院曾有人说，他们观察了 40 多个病例，使用"681"都起到了良好的效果，而且对癌症晚期的患者也有效。卤碱真有如此神效吗？而实际上，真相是，多年以后，有人看到了一份当年的研究报告，上面称死亡的癌症患者人数一度达到历史高峰。由此看来，"681"只不过是当时在病痛中挣扎的人的一种荒诞而脆弱的幻想罢了。

卤碱疗法适用的疾病包括慢性克山病、甲状腺肿、风湿性关节炎、肝癌、肝硬化、慢性胃炎、肾炎、肺炎等，几乎囊括了困扰老百姓的各种慢性病，真乃"神药"。

芒硝疗法：改头换面的卤碱

在卤碱疗法消失若干年后，到了 20 世纪 90 年代，一个名叫胡万林的江湖医生一度把这个已经被归为旁门左道的方法又重新拾了起来，还美其名曰"芒硝疗法"，并靠它非法行医敛财。

"神医"胡万林在出名之前，完全是一个名不见经传的小人物。1949年 12 月 12 日，胡万林出生在四川绵阳市一个偏远的小山村。小时候的他除了读书是"死瘟猪"外，其余样样皆精。但就是这样一个从小就不爱读书，既没有系统学过中医，也没有行医资格，连基本的望闻问切都不会的人，却宣称仅凭肉眼就能看出一个人得了什么病，而且什么病都能看，什么病都能治，癌症、肝炎、高血压、阳痿诸病，一应手到病除，而且号脉、听诊器、X 光透视、CT 全不用。而他开的药也只有一种："五味汤"（以芒硝为主）。

但"神奇"的是，一些人吃了他的药后，上吐下泻，病竟然就"好"了。一时间，众多媒体纷纷发表文章，甚至开设专栏，专门报道胡万林的"神迹"。后来，经某全国性报纸转载，胡万林彻底火遍全国。

但实际情况却并非宣传的那样，在搭进去近 200 条人命后，胡万林的非法行医行径逐渐引起有关部门的重视，并最终将他逮捕。而这位葬送了近 200 人性命的"神医"，在面对央视采访时，仍大言不惭地说："艾滋病算个屁，已经被我攻克了！"

《今传媒》在 2004 年第 4 期刊发了一篇题为"戳破胡万林的超级神话——《胡万林大追踪》的幕后故事"的文章，结合记者的实地探访，我们来看看"神医"胡万林到底是如何看病的。

> 诊室不大，有 30 平方米，四周挂满了锦旗。陈设极其简单，没有仪器，没有设备，连最普通的听诊器和白大褂都没有。每个

患者看病时，只能站在两米以外的黄线上。而且站定后，要恭恭敬敬地称一声"大师"，然后一脸虔诚地接受大师的审视。

一般情况下，胡万林只需审视一到两秒的时间，而且一边在审视患者的同时，手不停地开着处方，末了，轻轻一挥手，你就可以走了。看病的过程就这么简单。

开的是什么药呢？

处方是一张普通的白纸，上面"画"了一摊字，龙飞凤舞，认不得。后来我才知道，这种我们看不懂的字，胡万林叫它"洛文"，说是一种天书，失传很久了，只有他一个人还在使用。

处方开了，该去拿药了。

工作人员隔着窗口递出来三个罐头瓶子，瓶子里装着混白色的液体，就像摇浑了的水。几乎所有的病人领到的都是三个罐头瓶子，都是这种白不拉几的水水。瓶子上贴了一绺小纸片，写着"早中晚各服一瓶"。

记者把胡万林开的药偷偷带到一家化验室进行化验，结果显示，瓶子里装的根本不是药，而是芒硝。芒硝是一种工业原料，入药仅有排泄的功能。

那病人如何服用呢？（温馨提示：以下描述请谨慎阅读。）

一般情况下，病房安排 4 个病人，每个病床前都拉一个布帘，床头放一把镂空的椅子（当坐便器用）和两个脸盆。前面说过，芒硝有排泄功能，服用后会拉稀。由于胡万林在芒硝的使用上非常过量，病人服用后，可以说是瞬间就形成拉稀，根本来不得上厕所。因而，病人在喝药前，一般都要先脱掉裤子，坐在椅子上，然后在椅子下面和前面分别放上脸盆。一切准备停当，然后喝药。我感觉几乎是药刚刚喝下去，手里还举着罐头瓶，就开始上吐下泻了。喝一次药，就像打了一仗，多数人半天缓不过神，流眼泪，冒虚汗，气喘吁吁……

而所谓的"制药车间"，其实就是 4 口大铁锅，每天熬 4 锅中药，然后由胡万林现场"发功"，并大把大把地添加芒硝，最后装灌到罐头瓶子里。

而在记者"请教"其看病方法时，胡万林似乎很是恼怒这种问法：

"先纠正一下你的错误提法！什么叫给人看病？我根本就不是给人看病的，我是给中华医学看病，给五千年的中国历史看病！我的医学理论超越了传统的中医和流行的西方医学，我的医学达到了哲学的高度，是对所有旧有的医学理念的彻底反叛。比如对毒药的认识，前人只是谨小慎微地微量入药，而我，可以将它们大把大把地、理直气壮地作为主料使用。传统的中医讲究望闻问切，而我，凭特异功能，闭着眼睛也能准确地诊断；西方医学讲究药理成分，太烦琐了！而我只需简单的一次'发功'，就能使药理发生变化。"

和卤碱疗法相比，胡万林的芒硝，实质不过是换汤不换药的把戏而已。但不幸的是，人们是健忘的，没有吃一堑长一智，而是在再次付出血的代价之后才如梦方醒。好在天网恢恢疏而不漏，胡万林最终锒铛入狱，也算罪有应得。

香功疗法：
那些年追过的"大师"

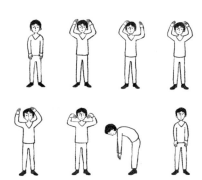

观音菩萨第 1534 代传人 / 体香 / 信息水 / 全民气功时代 / 信息锅 / 气功灭火

哑巴都能开口说话

香功是气功的一种，一度成为我国数百万民众无比信奉的治病养生术，只因它的创始人称练成此功的人能够"治病"，甚至"长生不老"。

香功的全称是"中国佛法芳香型智悟气功"，据说这种气功源自佛教禅宗、密宗，是佛家修持的一种上乘法门，被誉为精华禅密宗，讲求心情愉快，行善为乐。

香功的创始人是田瑞生，1927 年 6 月生于山西省昔阳县，20 世纪 90 年代中期开始宣扬香功。他自称是观音菩萨第 1534 代传人，12 岁起开始学功，是当代活佛，济公再世，法名释迦开。他还宣传香功是我国 2000 多年前的一位高僧所创，莲花生大师、玄奘法师、济公活佛等都是其传人。

那么这种气功到底神奇在什么地方呢？

据说，在田大师的课上，他指着学员的衣领、口袋等部位说有某种香，许多学员可以立即闻到这种香味，比如桂花香、茉莉花香；另外，如果田大师在黑板上写下某种中药的名称，学员们就能立刻闻到相应的药香——这也是"香功"名称的由来。这对喜欢香水的朋友来说可是件大好事，不仅"制香"方法简单，还省下了一大笔钞票。

1988 年，田瑞生举办了第一期香功学习班，据说当时的参加者中有 17 位聋哑人，结束后其中 15 人开始能说话了。这一消息很快就被大家传播开来，后来香功开始在山东、安徽、江苏、上海、北京等地迅速传播，利用香功治愈各类疾病的"喜讯"也是接二连三，例如，通过练习香功，聋哑人都能开口说话，部分瘫痪的病人也站起来了，一些患恶性肿瘤的患者病情也转好了。很多身患重病的人仿佛看到了治愈的曙光，于是纷纷加入练习香功的队伍当中。

据说这位田大师还有特异功能，他发功的时候四周芳香飘飞，还会出现七彩的光环，而且他能远距离发放信息水（发功处理过的水，练气功的人认为信息水能治病）、遥控针灸等，尤其对聋哑偏瘫等病症治愈率很高。另外，他带功带气书写的字画上还会出现雾岚、紫烟、金光、彩虹等，好不神奇——此情此景不由得让人想到了如来佛祖。

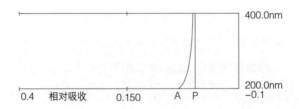

田瑞生发功后，纯水变为信息水——纯水（去离子水）经过气功师发功以后，其紫外吸收谱发生明显的变化。图中，以未受功的去离子水紫外吸收谱线为基准（P），A 就是信息水相对于 P 的吸收变化曲线。

简单的广播体操

田大师种种搞笑的行径让人不禁怀疑香功到底是真是假。实际上，香功不过是气功的一种而已，但与气功稍微不同的地方在于，它很像广播体操，动作简单，就几十个动作，每个动作也都简单易记。练习的人不需要调身、调息、调心，对呼吸也没有特别高的要求，也不苛求专门的知识与独特的环境，学起来很方便，这也可以解释为什么那么多人成了香功的粉丝，据说高潮的时候，全国有几百万人练习。而除了普通民众，当时就连很多大学生也会聚在一起练习香功。可见它的吸引力有多大。

当时很多练习的人称香功疗效神奇，后来靠着奇绝的宣传手法，香功迅速传遍全国，并远播国外，田瑞生还一度到国外讲课。国内很多练了香功的人说自己身体状况确实好多了，比如有的人治好了十多年的偏头痛和失眠症，有的人长年浑身酸疼的毛病也好了，有的人曾是药罐子，浑身上下不舒服，成天愁眉苦脸，练了香功居然也好了……像这样的奇迹一个接一个。

是不是真像他们所说的那么有神效呢？有记者曾根据香功书中提到的某人治好 9 例聋哑病人的事情进行采访，对方却回答"结果不明确"，记者提出见面后也被对方婉拒。记者又对"食管癌好了"的病人进行询问，对方的回答只是一句："最近能吃一点了。"之后，记者又找到宣称自己是"尿中排出胆结石"的病人，请她复查，结果临到见面的那一刻，对方毁约……

其实，从专业医学角度来看，如果要证明某项医学研究成果确实有效，是需要大量科学严密的可靠依据的，不是随便说说就行的。最基础的就是样本量要足够大，还要对病例进行前后对比等。如果说香功治疗聋哑效果很理想，那么全国有成千上万的聋哑人，它能否治好一半？同时还要提供练功前后患者的听力测定数据……而这些，田瑞生根本提供不了。练习香功所产生的通过意念幻想而"闻"到的香味，后来被证明不过是一种幻嗅而已，而这种表现通常在精神分裂症病人身上很常见。

气功时代的疯狂与魔怔

20 世纪 80 年代算得上是全国人民练气功的时代——气功报刊、气功理疗院、气功表演无所不有，无处不有。据说到 20 世纪 80 年代中期的时候，有 6000 多万人成了气功的粉丝，而各种气功著作、医疗院、表演会，如雨后春笋一般出现。而在当时，"气功大师"跟现在的娱乐明星一般，受到万众敬仰，待遇更是让人艳羡。有人曾说，当时"出名的'大师'不下 100 个，不出名的 1000 个也不止"。

而当时最有名的"气功大师"非严新莫属了，他简直是神一样的存在。有参加他"教课"的人回忆道：当时他让"弟子们"自然端坐在椅子上，保持头颈正直放松，下颚内收，含胸松肩，双手平放在腹前，腰部自然伸直，两腿相距与肩同宽，大腿和小腿夹角约成 90°，两足平放触地。接着让每个人想象自己头顶蓝天，脚踩大地，这时，瓢泼大雨从头上倾盆而下，自身感到身上的病痛顺着雨水从脚尖流出体外，身体也就轻松了……讲的时候，有人大叫起来，严新说是这个人的气场起作用了，后来，叫的人越来越多，甚至出现上百人躺在地上打滚的场面，真是让人瞠目结舌。

这还不是最匪夷所思的。据说 1987 年 5 月 6 日，东北大兴安岭的森林起了大火。第二天，严新收到了某部门的一封紧急邀请信，邀请信上说他对气功灭火有研究，希望他在这方面介绍一些经验并给予支援。严大师答应了。他是怎么做的呢？他把自己封闭在离火灾现场 2000 千米外的一座楼上，开始发功。后来他说道：三天后，火势开始缓解。几天后，在众

欲练神功，先会跟风

20 世纪 80 年代，北京的地坛公园出现过一道"别致"的风景线：一群上了岁数的人经常在这里练习罗汉功，这是由当时的"武术热"带来的。在这个公园里练习此功的人，有跪着的，有站着的，有躺着的，有侧身的，还有的人头顶地，一只脚着地，另一只脚朝天……一个个专心致志的样子。

除了地坛公园，天坛公园也同样热闹。据说在 1988 年 5 月某一天，当时有名的气功大师张香玉为了给一个叫李文莲的患者祛病，在北京天坛公园表演"人神大战"。这位大师身穿黄衣黄裤，头扎黄绸，一边跑一边跳，同时又唱又叫，抱着古柏乱转，这样持续了两个多小时，后来她说自己与天神打成了平手，那棵古柏树成了带有张氏仙气的"信息树"，大批信徒开始围树练功。李文莲的病情怎么样呢？很快病情恶化，于同年 7 月死亡。

除了这两个公园，另外一个地方也曾被大规模攻陷，那就是妙峰山。1993 年底，北京妙峰山上一度出现一群奇怪的人练功。奇怪在哪里呢？所有练功的人都头顶一口铝锅。为何有此举动呢？据说这种锅可不一般，它被称为"信息锅"，这种锅是用来接收所谓的神秘信号和宇宙气场的，练好了能达成天人感应。据说练功的人还要憋住不放屁。当时，漫山遍野的人头顶铝锅练功——这样的场景在现在简直不敢想象。

多官兵的奋力扑救下，大火被扑灭。大家认为严大师的发功真的起了作用。当时的媒体还对此进行了报道。严大师还曾表示，他发功可以拦截原子弹。后来，严新遭到揭露，逃往国外后行踪不明。所谓"高处不胜寒"，人再怎么风光，总有跌下来的一天，何况是这种"大师"。

而在 1994 年，政府下达了《关于加强科学普及工作的若干意见》，点明要破除伪科学，气功热这一特殊"时尚"才渐渐冷了下去，但并没有完全熄灭，到现在还有人在练习。

其实，无论香功，还是其他气功，跟太极拳、健身操、瑜伽一样，只是一种全身性的活动，适当练习，对一般人来说肯定有好处，这一点毋庸置疑。但是要说练这种功夫就能治疗各种病，不用吃药，不用就医，那基本属于骗术无疑了；更别提什么长生不老、永葆青春之类的，那简直就是瞎话。

爱尔兰作家萧伯纳说过这么一句话：知识不存在的地方，愚昧就自命为科学。这句话用在气功治病上，可以说再合适不过了。

柳枝接骨术：
真正的"天人合一"

量子接骨 / 柳树全身都是宝 / 杨木、
梧桐接骨 / 狗实验 / 争议不断

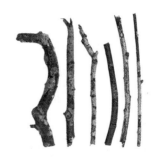

玄幻的量子接骨

2019 年 10 月的一天，发生了一件让人啼笑皆非的事，一时间还成了热点新闻，被众网友调侃了一番。这件事就是"量子接骨"，即用"量子"远程操作就能帮助接骨。

当时，有位 T 先生听说山东某生物科技公司有"远程量子接骨"项目，宣称可以开发人体与宇宙空间的共鸣能力，不用面对面，不用身体接触，只凭借一张照片，异地就能"远程接骨"；而且该公司的人还声称曾有人出几百亿元买这个项目，他们都没答应。

明白人一听就知道这是陷阱，但 T 先生却经不住诱惑，投资了 30 多万元。一开始，T 先生还能享受两万多元的"返利"，觉得还不错。但没过多久，这家公司突然失联，人去楼空，再也联系不到了。T 先生只能选择报警……

整件事中当然并非 T 先生一人当了冤大头，但如此明了的陷阱，竟然还真有人上当，真是"智商不够，金钱来凑"。量子如若有知，恐怕也会觉得惭愧。

接骨这么高技术含量的事情，不是想接就能随意接的。比如《骨伤科学》中提到，骨折的内固定物是有很高的要求的：必须能与人体组织兼容，抗酸抗碱，不起电解作用，必须无磁性，固定后长时间内有一定的机械强度，不老化，不容易发生疲劳性折断等。这才是合格的骨骼固定材料。用量子这种看不见摸不着的东西来接骨，除了玄幻，再无第二种感觉。

不过，在我国历史上，还真有人用一种特殊的物件来接骨过，就是柳枝接骨。这一方法曾经也是风靡一时，成为中医治疗史上的一件大事，当时很多人想借此发扬中医事业，并与当时的西医进行现代化的对接。结果究竟如何呢？

为什么是柳枝？

很多人把柳枝接骨当作一种古老的中医疗法，实际上它最早出现在明清时期，不过，当时的医学书中提到非常少，也不完整。

之所以选择柳枝，还有很重要的一点，就是古人认为柳树有很多药用价值。李时珍在《本草纲目》中记载了关于柳树的所有药用信息：柳絮、柳叶、柳枝、柳树根白皮、柳树的胶、柳寄生，甚至柳树上的蠹虫都能当药用。比如治疗吐血、面上长疮、牙龈痛、耳朵痛流脓等，而且单用就行，既简单又方便。在这样的知识框架下，柳枝也被赋予了特异功能，简直成了一棵巨大的"医药宝库"！

明清时期的医学家傅青主在《金针度世》中最先提到柳枝接骨，方法是：把柳枝剥皮，弄成骨头形状，再在柳枝中间打出一个空腔，然后放在两段碎骨头的切面中间。安放的时候，柳枝两端和骨头的两切面要涂上热

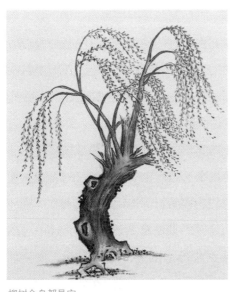

柳树全身都是宝。

的生鸡血，再把"石青散"（也叫紫袍散，中医外科上的常用方剂，主要原料为石青、朱砂、月石、胆矾等）撒在肌肉上，把肌肉缝好，敷上接血膏，夹上木板，接骨即大功告成。

清朝的钱秀昌在《伤科补要》中也有类似记载，不过书里提到的是杨木。在这本书的序言里，钱秀昌简要地介绍了一件事，说他曾亲眼见到有个脚部骨折的人，医生用杨木帮他接骨，病人躺了100多天，骨折就好了，走路也没事了。

此后，柳枝接骨就以神话传说或民间故事的形式在民间传播，具体操作细节通常鲜有人知，所用的材料也不局限于柳枝，还有诸如梧桐、桑枝、杨木，甚至甘蔗等。比如民国时期，湖南地区就曾出现与柳枝接骨类似的梧桐接骨。据说当时的一位叫罗方庭的人擅长外科手术，精通梧桐接骨术。他在民国十九年（1930年），帮一个尺骨折断的人成功进行了梧桐接骨，一个多月后这个人竟然痊愈了。

错误的技术

真正让柳枝接骨"成名"的，是1958年7月《健康报》刊登的一篇文章。文章介绍了当时武汉市的中医师刘达夫成功为一位刘姓印染工人进行左下腿胫骨骨折的柳枝接骨术的事。尽管很多细节不甚明朗，但是这一

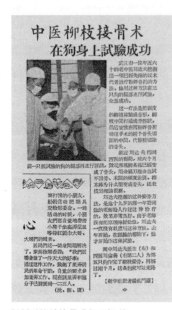

报纸对柳枝接骨进行了报道。

技术的神秘面纱终究是被揭开了，且首例临床案例就是"成功的"，还被官方提及。当时的很多人为此欢呼不已，正如文章中所写，一项已经失传了的祖国医学遗产，被刘达夫医生挖掘出来了。

其实刘达夫之所以选择柳枝接骨，一方面是缘于他的老师的遗言："对手术不能整复的粉碎骨折，可用柳枝接骨"；另一方面是因为他在清朝的医书《伤科补要》中看到"杨木接骨，破腹建肠，解胪理脑"的字样。于是，他想攻克这一难题。

最开始，他在西医同事的帮助下，从1957年10月到1958年6月，先后在9只狗身上进行了实验。1958年4月，武汉医学院曾出具一份鉴定报告："局部切开外观肉眼完全正常，X光拍片柳枝嵌入部分密度较高，局部切片已完全骨化，未发现柳枝残迹。"到6月份，另一份鉴定报告认定："经脱钙切片检查，镜下见全部为成熟的骨组织，生长良好……骨折处愈合良好。"可以说取得了初步"成功"。

后来就是印染工人事件，将柳枝接骨推向了高潮。据说这个工人在接受了柳枝接骨后，身体状况良好，术后7天就不用注射青霉素了，精神、食欲和睡眠也没问题；4个月后，"完全愈合，能够下床行走了"，后来还能参加劳动，可以说"完全获得成功"。

之后，各大媒体也开始进行疯狂宣传，柳枝接骨被迅速塑造成中医成就的一个典型。如有报纸称其为"已经失传20多年的祖国医学遗产""祖国医学宝库里挖出来的珍宝"等，还有人称"柳枝接骨为祖国优秀医学遗产之一""这是目前世界上任何一个国家的骨科医学所不能比拟的"……

不用石膏，轻松接骨

刘达夫在当时究竟是如何进行柳枝接骨的呢？当时的一份报纸上刊登的手术具体流程是：

（一）手术用物及手术器械准备：

1.新采柳枝一根，粗细与（骨）相等。

2.雄鸡一只。

3.普通骨科截肢所需用器械一套，另加柳枝钻孔器及削（修）柳枝刀具各一即可。

（二）手术方法及步骤：

1.腰麻后平卧手术台上。

2.患肢皮肤常规消毒。

3.手术野区铺好消毒巾。

4.在原伤口处行扩创修理，暴露骨折断端。

5.将断端锐利之处用骨锉磨平。

6.柳枝量成骨质缺损形状，做成短棒。

7.将柳枝嵌入两骨折之折（断）端。

8.将雄鸡冠血滴入柳枝接骨处之两端。

9.将雄鸡大腿内侧取下皮肤一块植于患者伤口上（有皮肤缺损者用），周围用丝线缝合。

10.伤口周围撒生半夏粉及银翠散适量，再敷半松膏，全小腿以绷带包扎，夹板固定，送回病房。（注：此例是有伤口及骨质缺损之操作法，若是骨瘤或骨质缺损无伤口者，不宜采用。）

这一"创举"很快在当时产生了轰动效应。在柳枝接骨的发源地，卫生部门还主办了柳枝接骨技术的学习班，制订了教学计划，成立了"柳枝接骨协作委员会"；同时，很多媒体也展开大规模宣传，据说声势还远播海外……就这样，柳枝接骨成了中医新成就的标志和典型代表。而在不到半年的时间里，全国各地超过 20 个省的几十家医疗单位在近千只动物和近 500 例临床患者身上进行了试验。

而在进行临床试验的过程中，产生了诸多争论，其中争论最大的问题就是柳枝能不能消失和骨化——变成人的骨头。一开始，有人坚信柳枝能变成人的骨头，而有的人持谨慎态度。到 1959 年 3 月，柳枝接骨在临床出现的问题越来越多，武汉市卫生局才下发通知，除了在动物身上试验外，暂停临床应用。1959 年，天津一名医生的试验发现柳枝转化成骨"行程过于缓慢，新骨生成量太小"；第四军医大学的另一位医生则发现柳枝骨化非常缓慢，且动物性差异很大；上海第一医学院的研究则认为"柳枝本身没有转化为骨的迹象"。比如，在武汉进行过柳枝接骨的 190 多例临床病人中，存在相当数量的"失败案例"，近 50 例柳枝脱落，近 60 例柳枝未骨化，还有其他不良反应。在所谓的"成功案例"中，也出现了诸如断端错位、不连接等。最终，柳枝接骨被认定为"错误技术"。

对于柳枝接骨，我们不否认它的初衷是好的。但只有好的初衷，没有理性的思考和科学合理的方法，是行不通的，甚至是有害的。正如前面的章节所说，中国传统文化讲究天人合一，柳枝接骨的逻辑也源于此。既然人的骨头断了，那就从自然界找方法。而柳枝看起来很有韧性，又容易获得，这样的材料，自然是接骨的不二之选了。

其实，柳枝接骨事件更像一种关于中医骨科方技的民间传说，靠着大众的一时激情，加上一些人的带动，传说照进现实，一跃变成了古老的中医宝藏，受到万众信赖。如今看来，这一现象同样是特殊年代的一次疯狂之举。

放血疗法：
医疗"黑科技"

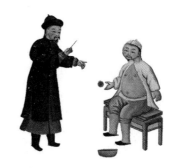

砭石与九针 / 针刺疗法 / 水蛭的妙用

唐高宗患"风疾"，放血治病

唐高宗李治 30 多岁时，经常头晕目眩，稍微劳累一点，症状还会变得更重，后来竟然发展到看不见东西的地步。《旧唐书》《新唐书》记载唐高宗得的是"风疾"，而《资治通鉴》中记载的是"上初苦风眩头重，目不能视，百司奏事，上或使皇后决之"。

永淳二年（683 年）十一月，武则天劝唐高宗封禅中岳，但唐高宗头痛难忍，无法成行。太医秦鸣鹤看过之后，认为唐高宗的头痛是风热之毒侵袭至头部和眼部造成的，可以用针刺百会穴出血来治疗。武则天反对：天子尊贵无比，怎可行此险着？但唐高宗苦于病痛，同意秦鸣鹤医治。秦鸣鹤施针放血后，唐高宗果然感觉轻松了许多，眼睛也看得见了。不过一个月后，唐高宗本想登上则天门楼宣布改年号，却因病情严重，当晚就死了，享年 56 岁。

不妨先来认识一下放血疗法。提到放血，有些人可能心里发怵，有的还会晕血。放血疗法的确曾是一种古老的医学疗法，如今在一些地方还被

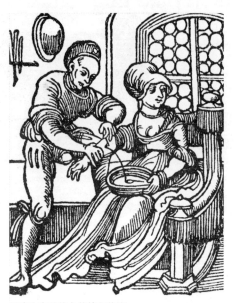

西方也有着悠久的放血传统。

使用。西方对放血疗法的使用最早可追溯到 2300 年前的"医学之父"希波克拉底。他认为，人之所以会生病，是因为人体中的血液、黑胆汁、黄胆汁、黏液失衡，最好的治疗方法就是去除体内的多余液体，于是就有了放血治疗。

我国古代同样有放血疗法，但跟西方的放血又有区别。古代的放血疗法通常叫刺络疗法、刺血疗法或泻血疗法，它的依据可以从《素问》中找到：《素问·调经论》指出"血气不和，百病乃变化而生"。人得病是因为血气不和，如何治疗？《素问·血气形志》指出"凡治病必先去其血"，即"去血"。

而这种方法最初是由民间发展而来的，且用的并不是针，而是砭石。《说文解字》解释："砭，以石刺病也。"就是用石头刺破病患处（最开始是用来治疗痤痈的），排除脓血。春秋时期的《管子·法法》一书就有记载："痤疽之砭石。"

用石头放血太粗暴，当时因为砭石放血而死的事件经常发生，于是，"微针"（九针）就出现了。《灵枢》中说："无用砭石，欲以微针通其经脉，调其血气。"这可能就是针刺疗法的起源。《黄帝内经》中有关于针刺手法的丰富讨论，如针的选择、进出针到禁忌、注意事项等。

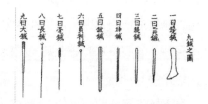

明代马莳在《灵枢注证发微》所绘九针图。

针刺放血疗法

唐代时，孙思邈在《千金要方》中对放血疗法进行了发挥；金元至清朝，一些医书又对此进行了完善，如《针经指南》《针灸大成》等。此后一直到现在，针刺放血始终是中医的重要疗法之一。而在针刺放血的同时，也曾出现了一些辅助放血的方法，有的现在依然沿用。

针刺疗法是在选好特定的部位后，用三棱针（也叫"蜂针"）刺破皮肤，在这个破口上拔罐，使局部放出少量的血液，一般是"微出血""出血如豆"，3～5滴，最多也不会超过10滴。当然也有放血较多的，从几十到几百毫升不等，通常是针对一些慢性疾病或部分急性实证，如《儒门事亲》中记载张子和治疗目赤，"出血如泉，约三升许"；《外科枢要》中记载治疗唇疔，"唇出黑血碗许"。一般是血液要由黑变红才可停止，即《素问》中所说的"刺之血射以黑，见赤血而已"。放血部位通常为指尖、耳尖、尾中穴等。三棱针也可以换成粗毫针、小尖刀等，据说能"外泄内蕴之热毒"，从而达到治病的目的。

民间放血之所以"吝啬"，在于传统医学认为人体内的血液是由营气和津液组成，有营养和滋润的作用，内注于五脏六腑，外滋于四肢百骸，是"生命之源"，非常珍贵。所以，放血自然不能太任性。这样，即便放血有潜在的危险，伤害也有限，不至于要人命。

针刺放血的辅助疗法

1. 拔罐放血

针刺放血通常会辅以拔罐疗法，又根据拔出来的血的颜色的不同，提示人患有不同的疾病。比如紫黑色代表供血不足，说明这个人体内有"积

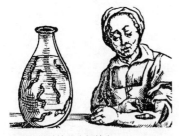

西方同样钟情用水蛭放血。

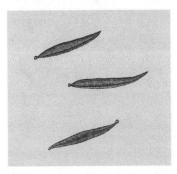

水蛭

寒"；如果血是鲜红色，局部发热，说明这个人体内有热毒，很可能阴虚火旺；如果拔出来的血是比较黯淡的红色，那说明这个人血液黏稠，血脂高；还有的人拔出来的血发黑，说明这个人体内"血瘀"。

2. 水蛭放血

放血疗法的另一种特殊辅助方式就是用水蛭吸血，因其唾液中含有抗凝物质，容易将血吸出来，另外又可以免除针刀刺肤的痛苦。《医心方·卷十六》中记载："治卒患恶毒肿起稍广急痛方：取水蛭，令吮去恶血。"

这种方法在 19 世纪的西方曾流行过，不过在 20 世纪初早已式微，逐渐被人们遗弃。虽然如今还被合法使用，但也仅限于一些特殊情况，如皮瓣移植术中。通常是用三四条水蛭依次吸血，时间从半小时到三小时不等。

3. 口吸放血

用口吸的方式辅助放血是古人常用的方法，《采艾编翼》中记载："治极毒疽疮：急用针刺破痒处，挤出恶血数次，忽口含凉水嗽之，必吮至痒痛皆止……"吸到患者不痒不痛为止。当然，这种方法最大的问题是不卫生，容易感染。

放血的时候如果出现出血不止的情况，应该怎么办？

对于用砭石针刺过深的，《肘后备急方》中记载的止血法是"方可烧纺轱铁，以灼此脉令焦"。也就是用烧红的铁烫焦出血口来止血。《千金要方》中也有类似方法："血出数升，则烧铁篦令赤，熨疮数过，以绝血也。"

而如果是水蛭吸血导致出血不止，可以"以藕节泥涂之"，即把藕节捣烂成泥，涂在出血口上。

* * *

放血能治病？别太迷信

21世纪初发生的三起跟放血有关的医学事件，在当时都引起了很大的争议。

某医生自称得益于老中医传授的经验，可通过放血治病，具体做法是：在患者皮肤上找到呈黑紫色的血管，然后判断其身体哪个部位出现了异常，即在患者胳臂和腿部等血管处扎针放血。放血量通常是100～200毫升，必要时放400毫升。但有一次他竟给一个病人足足放了850毫升的血，还说"治好了患者多年的寒证"。这引发了很多网友的质疑甚至谴责，一些专业医生也提出了质疑，认为此举有些不可思议。

第二件事说的是一名女性。因为身患乳腺癌，需做乳房切除手术，患者想做"完整的女人"，拒绝手术，但病情又耽误不得，怎么办呢？有人向她介绍某医馆。该医馆称，"中医"历来反对手术，于是给她扎针放血，说是排毒，这样能治好癌症。结果，一个月后，患者因重度贫血而病危，又因身体溃烂，无法进行手术……

第三件事的主角是一位成年男性。患有腰椎疾病的他，因为平时忙于生意，很难在白天抽出时间去医院看病，只能暂时忍受着疼痛。后来，他听朋友说放血疗法可以治疗腰疼，而且时间比较随意，就找了一家养生店，进行"放血治疗"。

"每隔两三天放一次，一个月放了十多次。"这一放，他也不知道自己放了多少血出去了。让人疑惑的是，十几次放血并没有根治他的腰椎疼痛，反而让他感觉浑身没劲，头重脚轻，昏昏欲睡。后来，他在家人的陪同下前往医院检查。医生化验后发现，他体内的血色素每升只有 48 克，连常人的 1/3 都不到，如果再继续"放血"，后果难以想象；而原来的腰椎疾病也愈发严重，需要动手术才能解决。

对此我们又该如何看待呢？放血疗法看起来简单，但它毕竟是有创操作，即便放血量不大，也很可能诱发血栓，增加感染等危险，所以在选择和操作时都要谨慎对待。而且古人对此疗法也并非任何病都拿来即用，如虚证一般都不用放血疗法，而对于实证，也只在合适的时候才用。因此，当你面对市面上那些打着"中医"旗号，却进行不正规的放血操作的"医馆""医阁"时，一定要睁大眼睛，切勿盲从跟风。

尿疗：人参蜂王浆，不如咱的一哗啦

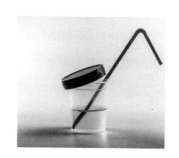

尿疗村 / 回龙汤 / 童子尿 / 中国尿疗协会 / 尿激酶

"春天的味道"

位于西安市东郊的灞桥区，有个名叫雾庄的村子。20 世纪末，这个村子很是"有名"，而让它出名的并非因为它太穷或太富裕，也并非这里有什么名胜古迹，而是因为这个村子在当时流行用喝尿的方式来治病，被称为"尿疗村"。据当时的一些村民称，他们祖祖辈辈都相信尿液是滋补圣品，村里甚至还流传着一句谚语："三宝、双喜、蜂王浆，不如咱的一哗啦。"这里说的"一哗啦"自然就是指尿液。

雾庄并非唯一用尿液来养生祛病的地方，中国南方一些地区至今还有用童子尿煮鸡蛋吃的悠久传统。每年三月份，当地人把鸡蛋清洗干净后放入锅中，倒入童子尿开始煮；鸡蛋煮熟后，敲裂蛋壳，便于童子尿入味，然后继续熬煮，要煮一天一夜。当地人认为这样的蛋很滋补，还有安胎的功效。有人还称其有"春天的味道"。

"尿疗"，即用人的尿液来治病。它并非凭空而来，在我国古代就已经有人用尿液来治病了，所以这并不是现代人的新发明。《千金翼方》《本草纲目》等经典医学典籍中，就有"尿能治病"的记载，这也成了铁杆"饮尿一族"的重要理论依据和信仰。而用尿治病，其实跟古代的"尿血同源"的说法有很大关系。

李时珍在《本草纲目》中写道："凡人精气，清者为血，浊者为气；浊之清者为津液，清之浊者为小便。小便与血同类也，故其味咸而走血，治诸血病也。"他将尿液同血液归为同类，称尿能治疗多种血液病。尿液还被称为"圣水""轮回酒""还元汤""回龙汤"，性温、味咸，有滋阴降火、止血消瘀的功效，可以治湿寒之气、头痛、咳嗽、皮肤皲裂、难产、疟疾等病，简直是"包治百病"的神奇药方。

元朝医学家的"倒仓法"

元朝的医学家朱丹溪在给自己的老师许谦治疗时，就曾用过一种特殊的据称出自西域的尿疗方——"倒仓法"，但他事先没让他的老师知晓。怎么个做法呢？

将一二十斤肥黄牛肉慢火熬煮成汤汁后，去掉渣滓，滤出干净的汤汁，另入锅中，再慢慢熬成琥珀色的药汁。找一间明亮安静又不通风的屋子，让病人在此住下，前夜不能吃一点食物，然后服此药汁（病人若不从，则要强灌），以几十杯为限。这时病人难受无比，上吐下泻。几番下来，势必口渴，但不能给他水喝，而是让他喝自己的尿液。之后病人再排出的尿液，继续拿给他喝，如此循环。到什么时候为止呢？朱丹溪说"上下积俱出尽，在大便中见如胡桃肉状无臭气则止"，也就是说把肚里的东西清得干干净净，大便不像大便的时候才能睡下。

这一做法在宋明时期很是流行，还被明朝的多位名家推崇，比如儒医王肯堂、戏曲作家高濂、医学家张景岳、名医江瓘、医学大家徐春甫及李时珍等，都曾在书中详细讲解或引申过"倒仓法"。

除了治病，人尿还被用作养生药物，用来预防疾病，强身健体。比如明朝著名的医学家缪希雍在《本草经疏》中就说人尿"为除劳热骨蒸、咳嗽吐血及妇人产后血晕闷绝之圣药"。

古人虽用尿液治病，但在尿液的选择上十分有讲究。首先，尿必须选择无色的；另外，12 岁以下的男孩的尿最好，且男孩不能吃"五辛"热物（蒜、韭、葱、香菜等）。通常，男人治病要用童女的尿，而女人治病要用童男的尿，而且童尿还要"斩头去尾"，即只能取中段尿等。

《本草经疏》中提到"红铅"宜用童子尿送服。

之所以选择小孩的尿，是因为在古人看来，小儿为纯阳之体，代表无限生命力的阳气、元气充满全身，而尿液是肾中阳气温煦产生的，虽然是代谢物，但还保留有真元之气，所以异常珍贵。我们经常在影视剧中看到的用童子尿驱鬼治病的情节，就来源于此。另外，古人还认为小孩子的肝肾功能比成年人好，也没有不洁的生活史，所以尿液也"干净"得多。

尿疗的半隐秘状态

20 世纪 90 年代，很多人已经开始公开进行"尿疗"，比如雾庄、咸阳等地还成立了与尿疗有关的协会。而在此之前，喝尿一直处于半地下的隐秘状态。

当时，曾有热衷者以小册子的形式对尿疗进行传播，这种小册子很快成了畅销书，还加印多次。朱熹第 23 代孙曾将祖传"回龙汤"秘方和自己 50 年的经验写成文章,由台湾某出版社出版,书一面市,很快就销售一空;之后,他的第二本书在大陆出版,首印的几千册在很短的时间内即告售罄。自此以后,尿疗引来无数"拥趸",2001 年曾有报道说,全国竟然有 300 多万人在尝试通过"尿疗"来治病。

对尿疗推崇的人以中老年人为主。2004 年 8 月,约 30 名"热衷健康"的中老年人在广州某饭店聚会,大家畅谈"喝尿有益健康"的心得,之后相继端杯到厕所取出自己的尿液,当众愉快地喝下。记者采访时,有人还非让记者亲眼见证自己喝尿,当下去厕所取尿并喝下。有人发表过相关论文,还被某报纸颁发过荣誉证书。有人对尿疗的推崇则达到令人惊讶的程度:洗干净的蔬菜要用尿泡一泡再炒,煮饭放的不是水,而是尿……

而使得尿疗成为国内讨论焦点的,应"归功"于 2014 年的主要"推动者"保亚夫。保亚夫自称喝了 22 年尿,并一直研究尿疗。他说自己曾经被便秘困扰,还有口腔溃疡,身体容易疲劳,视力也不好。后来听人说喝尿能治病,就开始了尿疗。他曾宣称自己喝了 1 天尿后,就不便秘了;喝了两个星期,口腔溃疡好了;6 个月后,视力改善了;9 个月后,头发也长出来了……他把这一切都归结为尿疗的功劳。而对每天早上做的另外两件事——锻炼两小时,跑步两千米,他并不承认它们的功效。

之后,保亚夫在香港注册了"中国尿疗协会",开始宣扬尿疗的好处;随后,1000 人成为该协会的会员。保亚夫声称"尿疗"既不同于中医,也与西医有异;还说自己曾花费很多钱,给国内外很多专家写信索要资料,发现尿液中含有 1000 多种成分。据说他们全家,除了他的儿媳外,都坚持喝尿养生。

一些尿疗推崇者如今还将其进行了"拓展和丰富"。他们详细区分了内服和外用,坚信不一样的用法有不一样的疗效。内服主要用来治疗内科疾患。用法是每天接自己的尿,接了马上喝掉——图的就是它新鲜!而且早晨起来的"第一尿"最好,就像初乳的价值最高一样。他们认为"第一尿"中含有很多褪黑素及其酯化物，可以提高人的免疫力，还可以治疗很多疾病。喝尿量因人因病而异。病情严重的患者排出多少尿，就接多少回来喝完，而且以空腹为佳。

至于外用，有湿敷、擦拭、漱口、点涂、浸泡等方法。他们认为尿疗对烫伤、扭伤、折伤、红眼病等都有不错的效果，还可以美容养颜、去头屑、防脱发，简直是名贵的洗发水兼焗油膏——估计连洗发水、护发素、润肤乳都省了。

真的含有尿激酶吗？

实际上，尿液是经过人体肾脏过滤吸收后排出体外的排泄物，大部分的营养成分已经被吸收完毕，剩下的是尿素、尿酸、肌酐、酮体、胆色素等有害物质，并无治病的功效。而如果一个人本身就有泌尿系统疾病，尿液中还会有毒素（如尿酸、尿素、酮体等），将自己的尿液"回笼"，不但会加重肾脏负担，不利于疾病恢复，而且是慢性自杀。即便是被一些人称道的尿激酶，口服后也会转化成氨基酸，完全失去作用，根本起不到临床上静脉注射的效果；更不用说能产生效果的含量了——十千克尿液才能提取一次所需的临床用量。

而在很多中医看来，虽然尿疗曾被当作一种治疗方法，但如今早已经被弃用，或者根本不推荐用。专业人士都发话了，但有的人并不买账。一些践行尿疗的人曾质疑：《本草纲目》中就有尿疗，否定尿疗，是不是否定《本草纲目》？——愚昧盲从到如此地步，真是让人哑然失笑。

正如一些对古代中医药有理性认识的人所说："对古代中医药典的认识，应结合当时历史和社会条件来看待，否则，容易出现误读，甚至夸大其功效。"传承和发扬我国古代的传统文化，并不意味着古代所有的"文化"都要传承，而是要分清优劣，去粕取精。像"尿疗"这种本身模棱两可、没有科学依据的方法，不过是再次打着"古书有云"的旗号，混淆视听，所以，爱好养生的你一定要睁大眼睛。

尿疗的国外"拥趸"

尿疗不仅在我国有荒唐的历史，在其他国家同样存在，比如美国、英国、印度、意大利、希腊等，其中最有名的就是日本了。日本可以说是当今一些地区尿疗的起源地。20 世纪 30 年代，饮尿疗法被报道后，吸引了很多日本人参与其中，后来还成立了"饮尿协会"。随后迅速传播到我国及其他国家和地区。

除了治病，日本人还认为喝尿能美容，所以尿疗在日本拥有很多女性粉丝，有人甚至以尿液洗头、洗脸、洗澡，认为这样效果更好。她们之所以这样做，是因为她们听说唐朝的杨贵妃就曾用尿液来保持美貌。

日本人中尾良一曾在他写的《尿疗治百病》一书中声称，尿不仅能作为药物起到治疗效果，还可以激活人体固有的自愈力，对所有的疾病，特别是被现代医学视为难治、不治之症的疾病都有效。

养生"神话"：
怪方里的生命"奇迹"

今天你喝红茶菌了吗? / "海宝" /

茶叶里面输信息 / 生吃泥鳅

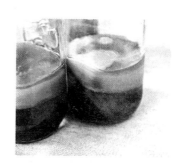

21世纪，科技发达，医疗知识日新月异。然而，仍然有不少人常陷入医疗陷阱之中，不明就里地成为各种"神医""大师"刀下的羔羊。更有甚者，即便这些人已经被专家、媒体揭露了其骗局、骗术，但还有人为其"打抱不平"，怪哉。而在这些人所宣扬的偏方中，奇葩的食疗方位居榜首。当然，这种现象并非今天独有。

"红茶菌"骗局

20世纪70年代，有一种红极一时的食疗方，叫红茶菌疗法，算是特殊年代里的怪现象之一。

当时，很多人家里都有大大小小的瓶瓶罐罐，用来泡所谓的"红茶菌"。"今天你喝红茶菌了吗？"几乎成了当时流行的问候语。到20世纪80年代时，很多大学生也加入这个队伍中。而人们走家串户的一个重要主题，就是品尝别人家的红茶菌，然后切磋讨论。

红茶菌到底有何神效呢?

据说这种饮料喝起来酸酸甜甜的,风味独特,很开胃,还有防癌抗癌、延年益寿、美容养颜、增强胃肠道功能、提高视力、降血压、助消化、提高性能力等多

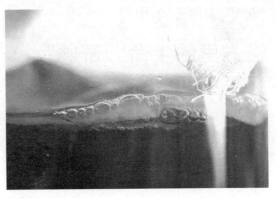

红茶菌

达 28 种不同的神奇疗效,内外妇儿,无所不包。

红茶菌怎么做呢?先把准备好的透明玻璃器皿洗好,然后再将适量红茶放入茶包,放到玻璃器皿中,倒入开水浸泡。等开水晾凉以后,取出茶包,把红茶菌种和少许白糖一起放进去,密封一个星期后,就可以直接喝了。这期间,红茶菌会发酵,液体表面会出现一层白色的海蜇样的膜——"海宝"的名字也由此而来。

效果如何呢?人们焦急地等待着奇迹的出现……然而,一天又一天,当初的期待并没有等来什么奇迹——人们不过是白忙活一场。

实际上,红茶菌就是一种自制的饮料而已,刺激人的味觉,能增进食欲,这两点的确能做到,但别的"神奇"功效就是子虚乌有了。好在这种荒唐的做法在当时没有带来多大的恶果,没有造成人员伤亡。但也有人因此出现不同程度的不适。专家表示,自制红茶菌的过程中如果准备不充分,很容易导致有害细菌和霉菌的滋生,造成肾脏疾病、乳酸堆积、过敏、增加膀胱负荷、关节炎、失眠及腹泻等不良状况。

后来,红茶菌疗法慢慢被大众遗弃,但并没有完全消失,直到现在,依然有很多信徒迷信它的效果,用它来治病。

"包治百病"的信息茶

与红茶菌如出一辙的还有一种据说"包治百病"的信息茶，它曾在 20 世纪 90 年代风靡一时。

这种茶的原料没有任何特别之处，就是简单的茶叶。你可能会有疑问：那它是如何"包治百病"的？此信息茶的"可贵之处"在于茶中有原创者沈昌"输入"的信息：你想要什么样的治病效果，喝茶的时候就自己想象、体会，经过这番"体悟"，你的病也就好了。如身患肿瘤的病人就想象自己肿瘤治愈的感觉，受头痛困扰就想象自己的头一点都不痛，想减肥就想象身轻如燕的感觉（真是轻松至极）……总之，你想要什么效果，就想象这种效果带来的感觉，这样就能治好病，而且什么病都可以治，简直就是"万灵丹"。

这种茶的开创者沈昌自称是"少林气功传人"，他曾说："我通过心中所想，把信息'进'茶叶，这就是生命。"听起来有点云里雾里，不知所以然。而这种茶的宣传语也充满了玄学味道，号称"相信其有，就有"。和上句话相比，这句话的意思就明显多了，但也让人吃惊不小，说它是癞蛤蟆打哈欠——好大的口气似乎更合适。这么"神奇"的药物自然不会免费赠送给你，且价钱不菲。据说，沈昌当时以每千克 20 块钱的价格购进茶叶，然后分装成 50 克一小袋，每袋售价 10 块钱，这在当时可以说是相当惊人的暴利。而更让人想不到的是，如此肤浅，连推敲都不用，一看就是骗人的把戏，竟然吸引了几十万信众。

后来，沈昌又"开发"了一种新产品——"信息功带"，即用一些民乐做背景音乐，加上一些沈昌"带有治病功能"的喊叫声，比如"乳房肿块，消失！消失！大肠正常！正常！……"佩戴之后，你的病情就会减轻，直至痊愈。真是可笑又滑稽！让人惊掉下巴的是，如此拙劣的骗术，依然有很多人买单。一根带子成本不过 2.5 元，被"信息"加持后，却售价 25 元。据不完全统计，靠着这些所谓的"信息产品"，沈昌至少牟利5000 万元！这在那个年代，称得上是天文数字！

那么，这种信息茶的功效如何呢？

不妨先看看当时记者进行的隐性采访发现的真相：当时所谓的研发中心，只不过是租来的两间房子，一间是车间，一间是小卖部。车间里有十几个雇来的妇女，她们将大麻袋中的劣质茶叶倒出来，没有进行任何加工处理，就直接装进一个标有"信息茶"的纸袋内。而在小卖部，几个身穿白大褂的妇女正在出售"信息茶"。记者买了几袋送到茶叶质量监督检验中心，专家鉴定后发现，此种"信息茶"与某茶厂卖的三级茉莉花茶并无两样……

"信息茶"原本只是普通的花茶而已，后被不法分子假借科学的名义来骗钱，其"疗效"不过是一种心理暗示。如果这样真的能治病，那喝纯净水其实也可以，只要不停地暗示自己就行了。

生吃泥鳅治疗"渐冻症"

"渐冻症"，又名肌萎缩侧索硬化，这种病至今未被国际医学界攻克，著名物理学家霍金就一直饱受此病的困扰，并最终于 2018 年 3 月 14 日离世。

但在八九年前，我国有个所谓的专家声称，生吃泥鳅能治愈此病。他说，光看"渐冻症"这个名字，就足以明了这个病的病因。在他看来，患有这种病的人，身体相当于进入了冬天，所以才会出现肢体无力、萎缩的症状。如何应对呢？让身体升温、回暖、化冻就行了。怎么做？生吃泥鳅即可，按照他的理论，其治病"原理"莫非是因为泥鳅很爱动，所以能活动身体，让身体暖和起来？不得而知。很可能跟《本草纲目》中记载的泥鳅能"暖中益气"有关。

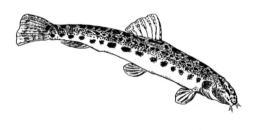

泥鳅

除了能治疑难杂症，当时一些畅销的养生书还说生吃泥鳅可以灭肝火，降虚火，祛斑美容。

效果如何？很多人因此感染了肝脏寄生虫，出现了畏寒、发热、乏力、食欲减退、腹部隐痛、头晕等症状，有的人身上还出现了斑丘疹和荨麻疹。四川某医院一日内就有50人因生吃泥鳅导致感染前来就诊，这些人吃的泥鳅从1条到30条不等（真是大胆）。40多岁的丁女士因为生吞了3条泥鳅，面色逐渐发黄，后来经过检查，她的肝脏里长了肝吸虫，肝功能受到了不小的损伤。

我们都知道，泥鳅大多生活在淤泥或污浊的环境之中，体内存在大量的寄生虫，如棘颚口线虫，根本不能生吃。即便食用，也需进行高温处理，确保寄生虫被全部消灭方可入口。

当时，国内有很多专业人员发出警告，生吃泥鳅是伪科学，很容易导致寄生虫感染，严重的还会危及生命。但有些人就是不信邪，对此置若罔闻。到后来，仅四川省就有超过百人因为生吃泥鳅而住院，政府相关部门介入之后，"生吃泥鳅"治病的骗局才终于被揭开，这种疗法也逐渐淡出大众的视野，但却并没有完全消失，依旧有人迷信此种疗法。

作为"万物之首"的人类为什么总是很容易被诓骗，容易相信所谓的"神医""神药"？其中一个很重要的原因是，人总是期盼奇迹，对那些超出日常生活规律、极难做到的非同寻常之事有着谜一般的相信，一旦有这样的事情或事物出现，人们总会莫名地忽略背后的真相，而选择毫无心智地追随，并一拥而上，唯恐落于人后。

一些人宁愿求助"神医""偏方"，也不去找专业的医生，就因为骗子们抓住了人们的这种心理并加以利用。他们会信誓旦旦地说："吃了我的这个药，你的病就能完全好！"在这种不科学、不合理的医疗观念下，人们对所谓的"药到病除"的"灵丹妙药"或"妙手回春"的"神医"瞬间没了"抵抗力"，而随钱包一起奉上的，还有那所有物种都遥不可及的心智。这也导致了无论在什么年代，总有各种各样的荒诞医疗剧频频在历史舞台上演。不知道下一次，人们又会造出什么样的医学"大神"……

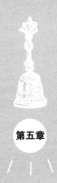

第五章

古代急救术

异物卡喉：
牵引术与"阴阳水"

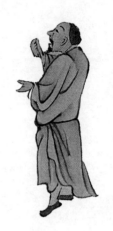

吞服腌臜之物 / 钓鱼法 / 万能的符咒

"因噎废食"说的是什么？

有个大财主，某天为了庆祝节日，就在家摆了酒席，宴请一些亲朋好友。席上大家划拳行令，觥筹交错，好不欢乐。忽然，一个老者大汗淋漓，大翻白眼，并捂住自己的脖子，使劲咽唾沫。这是怎么了？原来，这位老者刚才着急说话，让刚吃到嘴里还没嚼烂的牛肉卡在喉咙里了。在场的人赶紧围过来：这该怎么办？有人说赶紧灌杯冷水；也有人说再咽一块肉，把堵着的肉压下去；还有人使劲掰开老者的嘴巴，拿起筷子开始往里夹……这些人七嘴八舌，动手动脚，把老人折腾得不轻。

后来，老人气得不行，受不了了，突然大吼一声，竟然把牛肉给吐了出来。人们大笑起来，又回到座位。正要继续吃喝，财主却发话了，让众人都回去。他认为老人被噎住是前车之鉴，为避免类似的事情再发生，以后不能吃酒肉，也不吃三餐，还下令把厨房的锅碗瓢盆全打碎，柴米油盐也放火烧掉。

这个故事其实是"因噎废食"这一成语的由来。《吕氏春秋》对此有评论:"夫有以噎死者,欲禁天下之食,悖。"因为一个人吃饭噎死,就想让天下人都不吃饭,这太荒谬了。

不过这个故事中涉及的吃饭时被食物卡住的事情,在现实生活中却是时有发生,除了被诸如馒头、肉等食物噎住外,最常见的是被鱼刺卡住。据有关统计,在异物卡喉的日常事件中,被鱼刺把喉咙卡住的占66.7%,轻者影响患者正常生活和工作,若处理不当或不及时,严重时可引发创伤性大出血等危险情况。

手抠、喝醋都是扯

遇到喉咙被东西卡住,很多人最先想到的一种做法恐怕是不分青红皂白地拍背,认为这样能把异物拍下去,只要异物顺着食管进入胃里面,就没问题了。这种想法其实有些天真了,甚至还隐藏着危险。为什么?

因为拍背很容易把异物拍到气管深处,导致异物卡喉变得更严重,特别是当被噎住的人还有呼吸,同时在主动、大声咳嗽排出异物时,拍背会干扰其自主咳嗽的节奏,更不利于异物咳出,导致危险加重。

除了拍背,用喝水的方法把异物冲下去靠谱吗?这种方法得分情况:如果异物堵在食道里,情况不严重,气道依然通畅,可以通过喝水来处理;如果呼吸不畅,喝水就不适用了。

在现代生活中,曾有一位母亲在给孩子喂馒头时,发现孩子没咽下去,就给孩子喂了几口水喝,发现不但没用,孩子的脸色反而开始发紫。她赶紧打车到医院,但到达医院时,孩子已经噎了20多分钟,呼吸、心跳都已停止,医生经过抢救也没能救回孩子。

还有一种常见的手法是用手抠,这种方法通常风险较大,很有可能把异物越弄越深,更难以取出,还会加重阻塞程度,同样不建议使用。

那么对鱼刺这种特殊异物呢?

曾经有一个 4 岁的小男孩,在吃饭的时候被鱼刺卡喉。他的父亲开始用手抠,结果鱼刺越抠越深,后来导致孩子食道大出血。最后,孩子被送到医院进行急救,才化险为夷。

还有一个孩子,看到桌子上妈妈刚做的鱼,于是赶紧拿起筷子,大口吃了起来。突然,孩子开始"啊啊"地叫,也不说话。妈妈赶紧跑出来,看到孩子张着嘴巴,意识到孩子被鱼刺卡住了,她赶紧从厨房倒了些醋让孩子喝,结果看到不起作用,又让孩子吃了半块馒头,可是鱼刺依然卡在喉咙里,这时妈妈才赶紧带孩子到医院。医生建议全麻取出鱼刺,孩子妈妈不同意,就回去了。第二天早上,孩子又难受地大哭起来,妈妈又带孩子去了医院,发现喉咙里的鱼刺不见了。经过 CT 检查,鱼刺已经刺破主动脉,引发炎症。后来,经过开胸手术,鱼刺才得以取出。一根小小的鱼刺差点要了孩子的命,而孩子妈妈错误的处理方法也"帮了忙"。

用手抠不靠谱,喝醋为什么也不行?不是说醋能软化鱼刺吗?其实要软化鱼刺,食醋的浓度根本不够,浸泡时间更是不可能达标;退一步讲,即便食醋的浓度和浸泡时间达标,被腐蚀的恐怕不是鱼刺,而是消化道黏膜了。所以喝几口醋跟喝几口水没什么区别,归根结底还是想通过吞咽动作来促使鱼刺被咽下去,实际上吞咽在这种情况下很危险。因为随着吞咽,鱼刺可能会划伤食道,增加痛苦不说,还会增加感染风险,还有可能让鱼刺进入到更深更危险的地方。

喝醋不行,吞馒头、饭团则更危险,这种成块的食物会将鱼刺压向食道壁,被馒头一压,可能整根鱼刺都被压进肉里,甚至刺破血管。

现代人所用的这些看似有理、实则有害的急救方法,很大一部分都是从古代"流传"下来的,而古人"发明"的类似不靠谱或应慎重对待的方法还远不止于此。

吞獭肝、喝渔网水——善用鱼的"敌人"

唐代医学家孙思邈在《千金翼方》中记载了一个奇特的治疗鱼刺卡喉的疗法："獭肝，味甘，有毒。主鬼疰蛊毒，去鱼鲠。止久嗽，烧服之。"就是用獭肝烧着吃，鱼刺就解决了，为什么用獭？很可能是因为獭擅长捕鱼。而这也不由得让人想到"取象比类"治病法。

唐代另一位著名医家王焘在他辑录的《外台秘要》中记载的秘方就更丰富了，但很多也很奇葩："鼠脑浓涂疮上则出，亦可用填鼠，大效。"用老鼠脑涂在刺造成的创口上，刺就能出来了。找不到老鼠怎么办？也可以用蝼蛄，取它脑袋上的一物吞下，也可以；再有："鹰粪烧灰存性……上一物下筛，服方寸匕""虎野狼雕屎皆可服之佳""白鸡翼翮大毛各一枚，着铜器中烧之，焦作灰，饮服一刀圭，立下""取梳头发烧灰，饮服一钱匕"……从鹰屎、虎狼屎到白鸡的羽毛、人的头发，无不可用，真是"脑洞大开"。对于如此"污秽"的方法，恐怕根本不能"药到刺除"，白白忍受难闻的气味不说，还容易割伤喉咙，适得其反。

不想吞这种脏东西，也可以选择喝水，不过水也有不同的讲究。其中一种"阴阳水"最为推荐：取一根同一条鱼身上的鱼刺，然后用火将鱼刺烧焦，碾成碎末，和水服下。之所以叫"阴阳水"，是因为生鱼刺是"阳"性的，而一根被碾碎烧熟的鱼刺的粉末则是"阴"性的，这样阴阳一调和，很快就可以化解鱼刺卡喉的困扰。

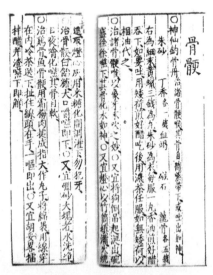

《万病回春》中关于骨头卡喉的奇异处理方法，如吞服狗唾液、灯芯烧灰冲服等。

除了"阴阳水",《古今医统大全》中还记载了另一个饮水法："用水一盏，自默从左眼睛于水中书龙字服之。"搭配着在水中写"龙"字来应对，可能是因为古人认为龙管理着水族，自然也能对付鱼刺了。

到了明朝，《保幼新编》里又有新的处理方法："鱼网罨口而饮水，则刺自下。又鱼网烧存性，和水服之。"这个方法靠的多半是想象力，用渔网盖住嘴，通过喝水将鱼刺冲下去；或者把渔网烧成末，兑水喝。这种方法其实是根据渔网是鱼的"敌人"的思维，认为用这种方法能对付鱼刺。

牵引法：把鱼刺钓出来

除了"吞食疗法""饮水法"，古人还"发明"了各种各样的"牵引疗法"，只不过能不能"牵引"出来就很难说了，说不定牵引出来的是嗓子里的一块肉。

宋朝的唐慎微在《证类本草》中记载了一个很"贵族"的方法："治鱼鲠骨横喉中，六七日不出。琥珀珠物，贯串着绳，推令前，入至鲠所，又复推以牵弓出矣。若水晶珠亦得，更无坚物磨令滑用之。"当鱼刺卡在咽喉里六七天仍旧没有缓解时，可以用琥珀珠或水晶珠逐一钻出小孔，用细丝线连成一串。珠串的一头放到喉咙，想办法挂住鱼刺，另一头留在外面，绑在弓上，通过弓弦的拉力将鱼刺拉出来。

没有这种贵重物品，也可以用鹿筋，比起琥珀、珍珠要稍微"经济"一些。《外台秘要》中说："取鹿筋渍之濡，索之大如弹丸，持筋端吞之，候至哽处，徐徐引之，哽着筋出。"将鹿筋濡湿，搓成弹丸粗细的绳索，让患者吞下一端，然后慢慢拉另一端，据说就能把鱼刺钩出来。

如果再找不到鹿筋怎么办？可以用竹篾："作竹篾刮令滑，绵缠纳咽中，令至哽处，可进退引之，哽即出。"把竹篾刮到滑不溜手，让患者慢慢吞下去，吞到咽喉处即停下来，然后再用手握住竹篾的另一头，视情况或进或退，就能将鱼刺拖出来。

或者用"薤白"这种药食两用的材料："小嚼薤白令柔，以绳系中央，持绳一端，吞薤到哽处引，哽当随出。"把一根细绳子系在薤白的中央，然后把薤白嚼软，吞下去，咽到卡刺的部位，通过薤白绞缠住鱼刺，再用手拉着绳子往外牵引，这样据说就能把鱼刺拉出来……

九龙化骨水——符咒助你去鱼刺

《外台秘要》中记载："以东流水一杯，东向坐，以手指画水中作龙字讫，饮水，不自晓书，令他人持手书良。又方凡书文曰，天有门，地有根，诸家入口者，皆当得吞。"被卡住的人舀一杯东向流淌的河水，然后东向而坐，左手持水杯，右手伸进杯中，在水里画一个"龙"字，画好后，喝掉杯中的水即可。如果不会写字，可以让识字的人握住患者的手，引导他画一个"龙"字，也可以。或者采取《儒门事亲》中记载的《道藏经》中的咒语。

与此相似的是一种所谓的"九龙化骨水"，也叫化骨吞签，近代在一些地区还存在，据说一些"大师"用此法救过很多人，不过究竟是真"化"下去了，还是咽下去的，就难以考证了。

这个方法大致分四步：

第一步，右手小指和无名指屈于掌心，食指和中指做剑状。

第二步，左手拇指、食指和中指做等距三角朝天状，然后将一碗清水（生水）放在三指上，小指和无名指依然保持屈于掌心的状态。

第三步，朝特定方向深吸一口气（如符中有"龙"，朝东吸气，"虎"朝西，"凤"朝南等），吹入碗中，再根据不同的"鲠"，用右手剑指对着碗中快速悬空画"消鲠符",边写边快速念咒语:"狗骨丹,鬼骨丹,九龙化你下深潭,请动茅山李老君,劈下天雷化骨灰,此碗水化如东洋大海,喉咙化如万丈深潭,九龙入洞。吾奉:太上老君急急如律令敕(或太上老君、三茅祖师急急如律令敕)!"

第四步,写完念完后,对着太阳,将半碗水一口喝下即可。

据说此法只有男人可以学,但学了这个会有很多影响,具体是什么影响就不得而知了。

无论是阴阳水,还是各种动物疗法,又或者祝由术等,它们多是在"取象比类"、相生相克等基础上提出的,最终能生效怕是心理安慰效应在作怪。而如今,这些"疗法"也逐渐淡出人们的视野,成为了解过去的历史素材。

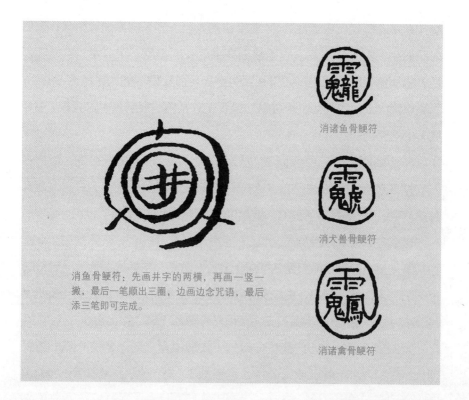

消鱼骨鲠符:先画井字的两横,再画一竖一撇,最后一笔顺出三圈,边画边念咒语,最后添三笔即可完成。

消诸鱼骨鲠符

消犬兽骨鲠符

消诸禽骨鲠符

狗咬伤：
妖象犬形让人惊恐

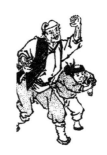

吕后与狂犬病 / 艾灸法 / 狗脑髓 / 杀狗预防法

一条狗改变中国历史

汉高后八年（前180年），在参加完灞上（今西安市东郊）的祭祀活动回宫的途中，当时摄政的吕后被一只类似狗的动物（很可能是野狗）咬了胳肢窝。不久，吕后就病倒了，一病不起。太医们用了很多方法，都不奏效，很快吕后就死了。这件事在《史记·吕太后本纪》中有记载："三月中，吕后袚，还过轵道，见物如苍犬，㦻高后掖，忽弗复见。卜之，云赵王如意为祟。高后遂病掖伤……辛巳，高后崩。"东汉思想家王充在《论衡》里写吕后发病的表现为"妖象犬形"，很像狂犬病的症状。

被狗咬伤而死去的人中，吕后应该是最有名的了。如果她真是因此去世，可以说一条狗改变了中国的历史。

人感染狂犬病的途径主要是由疯狗（猫、牛、猪、吸血蝙蝠以及其他野兽也可能）直接咬伤导致的。被狗咬伤后，要赶紧冲洗、消毒，有必要的话还要去医院打狂犬疫苗；如果没有及时处理，一旦发病，病死率几乎达100%。

狂犬病是我国古人所认识的最早的人畜共患病，在古代称其为瘈咬病，又叫恐水病、疯狗病，春秋时期就有了关于狂犬病的记载。但古代没有现代的药物和疫苗，感染了狂犬病又该怎么办呢？方法倒是很多，但有没有效就很难说了；或者这些方法很可能并非是治疗狂犬病的，而仅仅是治疗狗咬伤而已。

常用的一种方法，就是用嘴把被狗咬伤部位的血吸出来，这在很多影视剧中经常看到，然后在该部位艾灸，每天一次，灸100次就好了，在这期间不能喝酒。也可以将地榆根捣成药末，兑水喝。由于地榆根味道苦，不想喝的人可以直接敷在伤口上。如果一时买不到药，也可以采点野葱，捣成汁，敷在伤口上。

明朝的《医学纲目》中的记载则增加了艾灸的方法："治疯狗咬，用核桃壳半个，将野人干粪填满，以榆皮盖定，罨于伤处，又用艾于核桃上灸十四壮，即痊愈。"即用核桃壳、干粪和榆树皮搭配艾灸来治疗。此外还有升级版，比如《外科理例》中所说的："一人疯犬所伤，牙关紧急，不省人事，紧针患处出毒血，隔蒜灸良久而醒。"

另一个据说有"神效"的方子，则是把明矾放在创口里，再包扎好……甚至有人建议直接用人的大便敷在伤口上予以治疗，如《急救便方》记载："人粪涂于患处，新粪尤好，诸药不及此。"这种方法恐怕很容易导致伤口感染，更不用说能否保证药效了。

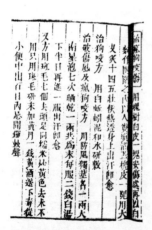

《集验良方》中治疗狗咬伤的方法，里面提到了艾灸。

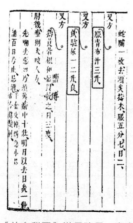

《外台秘要》说用驴尿、青布汁可治疗狗咬伤。

以毒攻毒？狗脑髓涂抹伤口

古书中还记载了另一种据说很有效的方法，而且传播甚广，不过太过残忍——将狗杀死后，取出狗脑，涂抹在被咬伤的部位。

这种方法最开始是炼丹师葛洪提出的。

据医书记载，曾有一个 40 多岁的农民跑来找葛洪，请他帮忙。原来这个农民的儿子两天前被狗咬伤了，找了很多人，用了很多方法都不管用。葛洪就苦思冥想该用什么方法才好。忽然，他想到了古人的"以毒攻毒"，就对老农说：用狗的脑髓涂在孩子的伤口上。无奈的老农没有其他方法，就听从了葛洪的建议，算是把死马当活马医。

后来葛洪就把狗捕来杀死，取出脑髓，敷在老农儿子的伤口上。他当初也是没有百分百的把握，毕竟是第一次尝试。但是巧了，这一方法竟然起了作用：农民的儿子的病情渐渐好转。当然也有说法是，葛洪让老农自己回家把狗杀死，给儿子涂狗的脑髓，涂了三天，儿子的病有了好转。

据说从那以后，农民的儿子再也没有发过病。不管哪种说法，葛洪用狗脑髓治好狗咬伤的事迹很快就广为流传，人们把他奉为"神医"。据说，葛洪后来又用这种方法治过很多人，效果也不错，于是他就把这种方法记载在《肘后备急方》里。此书还说道："凡剔犬咬人，七日一发，过三七日（二十一天），不发则脱也，要过百日乃为大免耳。"意思是说，被咬伤后，一般人是 7 天就能发作，如果 21 天后不发，表示暂时脱离危险了，不过可不能高兴得太早，要等 100 天不发作，才是真正脱离危险了。从这一点看，葛洪对狂犬病的认识的确是有一定的前瞻性和科学性。

我国第一部"急救手册"——《肘后备急方》

　　《肘后备急方》是目前已知的我国第一部"急救手册",书中第一次正式用到"复苏""急救"这样的词,比 1878 年英国培训教材中的急救（first aid）要早 1500 年。它也是第一次提到口咽通气法和"舌下含服"给药方式的急救图书。但是,要说明的是,《肘后备急方》对今天的医学史家有一定的研究价值,但对临床医生来说则没有太大参考,其中的方法并不适合直接使用,因为里面多是巫术和偏方,缺乏有效的实践和检验。虽然我国的诺贝尔奖得主屠呦呦从此书中获得启发,用现代医学技术提取出青蒿素,但这是在严谨的临床试验基础上做出的,也为人类做出了巨大贡献。

　　话说回来,狗脑髓敷伤口治疗狂犬病科学性有多少呢?

　　19 世纪,法国的微生物学家巴斯德（巴氏消毒法的发明者）在进行了一些研究后发现,狂犬病毒的确几乎都在狗的脑神经组织中。但是,这是否能说明狗脑髓就能治疗狂犬病?狗的脑浆中大量的狂犬病毒真能"以毒攻毒"防治狂犬病?

　　当然不能这么粗暴地理解。虽然古书上记载了葛洪这种方法的效果,但这种解释很"牵强附会",因为这种方法不过是在检测狗有没有得狂犬病而已。就算狗的脑中

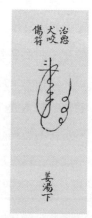

狗咬伤也可以用符咒来化解,符咒堪称万能。

含有狂犬病毒抗体，用外敷的方法也没有多大效用。实际上，我们很难不认为这又是中医"以形补形"的一种联想。

而除了用狗脑髓，古人还用其他"毒物"来"攻毒"，治疗疯狗咬伤，比如癞蛤蟆。

南朝沈约在《宋书·张畅传》中有这么一段记载："（畅）弟牧尝为猘犬所伤，医云宜食虾蟆脍，牧甚难之，

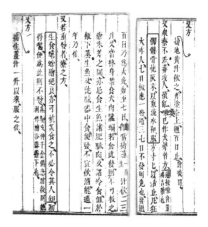

《外台秘要》中记载生吃蟾蜍可治狗咬伤。

畅含笑先尝，牧因此乃食，创亦即愈。"即有个叫张畅的人，他的弟弟张牧有一天被疯狗咬伤，他们就去找医生。医生说，要吃"虾蟆脍"。这是什么药方？其实就是癞蛤蟆。张牧刚开始一听，觉得很为难，不想吃。这时哥哥张畅面带微笑，先尝了尝，后来张牧才在他哥的带动之下吃了下去。很神奇的是，张牧不久竟然痊愈了。后来孙思邈在《千金翼方》中曾说：虾蟆（蟾蜍），味辛寒有毒，能治疗猘犬伤疮。

古代预防狂犬病：扑杀狂犬

《左传》中记载，在距今2500多年前的鲁襄公十七年（前556年），"十一月，甲午，国人逐瘈狗入华臣氏，国人从之。"瘈狗就是狂犬病狗。

这就是古人预防狂犬病的重要方法——打狗，而此后，这一方法在以后历朝历代一直沿用。

《汉书》中记载"国人逐猘狗"；《唐律》中则记载"扑杀狂犬"；《明史》中则是"若狂犬不杀者，笞四十"等。

1951 年，我国还开展过一次全国性的灭狗活动。这种残忍的方法的确让狂犬病的发病率下降了，但从长期来看，并没有从根本上解决问题，而且不是所有的带狂犬病毒的狗都能被看出来。

而孙思邈在《千金要方》中也提醒人们："凡春来夏初，犬多发狂，必诚，小弱持杖以预防之，防而不免者，莫出于灸，百日之中，一日不阙者，方免于难，若初见疮瘥痛定，即言乎复者，大祸立至，死在且夕。"即春夏要格外当心预防，小心被咬；被咬后要艾灸，但是要坚持 100 天，一天也不能少；如果有人一看到患处好了，就觉得没事了，不艾灸了，这个人就要大祸临头了。

根据现代的医学研究，狂犬病的潜伏期一般是一个多月，当然也有长达一年以上甚至很多年的，不过这样的案例很罕见。潜伏期到底会持续多长时间，与狗咬伤的部位、伤口深浅、感染病毒量多少有关。病程通常是一个星期左右，少数人可以延长到 10 天。被狗咬未必都会得狂犬病，要看狗是否携带狂犬病病毒。

古人没有狂犬病疫苗，只能用一些偏方。这些偏方可能有一些作用，但大都无从考证，所以不能尽信，需要进一步研究验证。而且古人对狂犬病及狂犬病毒的认知并不确切，当时是否真存在这种病毒也未可知。就像当初吕后被狗咬后去世，她的死与狗咬伤有多大关联，古书记载至多只能作为一个参考。而吕后到底是不是因狂犬病而死，恐怕永远是个谜了。

溺水救治：
好一个嚏惊吐水

灰埋法 / 插筷法 / 控水法

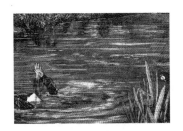

"埋法" 救治溺水者

溺水是日常生活中较为常见的一种意外事故，尤其以儿童多发，是我国儿童因意外伤害致死的第一位原因。此外，溺水的时间与死亡率直接相关。通常，溺水 5 分钟的死亡率为 10%，10 分钟可达到 56%，超过 25 分钟还未得到有效急救，死亡率基本为 100%，很难抢救过来。而如何拯救溺水者，除了争取关键的黄金时间外，用科学有效的急救方法自然是最重要的，如果方法不对或失当，不但救不了人，反而会加速溺水者的死亡。

当然，古代人也会溺水，为了救溺水者，人们也研究出了很多奇妙的急救法，根据史书记载，自汉代起，就已经有了关于溺水急救的记述。不过，有没有用先放一边，这些方法很多听起来就令人感觉匪夷所思，其中还不乏一些名医的"创造"。

东汉著名医学家张仲景在《金匮要略》中记载了一个在现在看来不可思议的救治溺水者的方法——"灰埋法"："取灶中灰两石余，以埋人，从

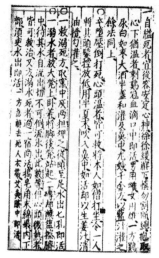

《万病回春》中记载的"灰埋法"救治溺水者。

头至足，水出七孔，即活。"从灶膛里取出烧过的灰两石多（约合 60 千克），然后用这些灰把溺水者从头到脚埋起来，等到水从眼耳口鼻"七孔"里流出来，人就得救了。

这个可以算是初级版，还有进阶版：直接挖个坑，把溺水者放进去，然后用很热的灰埋起来，或者用炒热的白沙也可。

这一方法通常用于冬季发生的溺水。对这种特殊急救疗法，现代人恐怕没人敢尝试。即使人不被水溺死，恐怕也会被灰给闷死、烫死。这简直是火上浇油的"谋杀"。

至于为什么用热灰来救溺水者，古书并无太多相关解释，很多人分析，除了热灰能保温（冬季溺水，体温骤降）外，很可能是想利用灶灰的重量压迫人体排水，不过现在看来，即使身上压 60 千克灰有用，估计效果也不尽理想，因为溺水急救主要还是通过做心肺复苏使溺水者恢复心跳和呼吸。

"插筷法"嚏惊吐水

除了用热灰外，也有人用一根筷子插入溺水者的嘴里，让水流出来，再用一根竹管吹两个耳朵，然后把一些半夏末吹到溺水者的鼻孔里，同时将皂角末塞入其肛门。据说这样溺水者很快就能苏醒过来。这种方法在民国时期还流行过，在当时的《青年修养箴言》中就有记载。这种方法有何原理呢？它可以看作古代"嚏惊散"的变相应用，嚏惊散主要用来治疗昏迷不醒、牙关紧闭的儿童。估计古人想用这种方法帮溺水者"开窍醒神"。

"药圣"孙思邈在《千金药方》中也记载了一种类似的方法，可以称其为"伏甑法"，甑是我国古代蒸食的用具。原文说："以灶中灰布地，令厚五寸，以侧着灰上，令死者伏于上，使头小垂下，炒盐二寸匕，纳竹管中，吹下孔中，即当吐水，水下因去下甑，下死者著灰中壅身，使出鼻口，即活。"先在地上撒五寸（大概 17 厘米）厚的灰，不能多，也不能少。然后把甑放倒，让溺水者趴在上面。接着将炒盐放入竹管里面，再吹进溺水者肛门。这样溺水者就会吐出水，就会活过来。

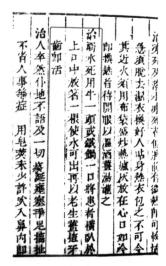

《集验良方》中的溺水急救方，将控水法和插筷法合二为一。

类似的急救法还有很多，像用酒或醋灌溺水者的鼻子和肛门，或者用锻石（石灰）塞入溺水者的肛门等。

"倒挂法"控水的副作用

前面提到的救治溺水者的方法，如今多数已经不存在了，很多人可能连听都没听说过。但是，东晋末年，名医陈延之在《小品方》中记载的一种溺水急救法，如今依然有人在用，这种方法就是"倒挂法"。只看名称就能想到救人的画面：把溺水者倒悬过来，另一个人倒背着走动，让溺水者把水排出来。

这个方法其实在欧美国家也曾出现过，不过如今急救专家对此方法早已摒弃。而其实早在明朝时期，当时的医学家就已提出"切不可倒提出水"的建议，因为这种溺水急救方法危机重重。为什么？

人在昏迷的状态下，全身的肌肉是呈松弛状态的，对骨关节的固定和保护作用也大大减弱。这时，如果人将昏迷的溺水者倒挂起来奔跑，很有可能导致溺水者关节脱位，一旦颈椎脱位，可能会损害脊髓，导致高位截瘫！救人不成反而害人了。

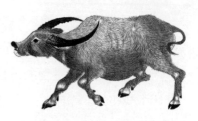

在古代，牛因走路比马慢，背也宽，成为溺水者倒挂控水的最佳选择。

这一急救方法涉及一种特殊的操作：控水。当然，刚才提到的方法并非个例，古代还有不同的"变种"。比如明朝《文堂集验方》中也记载有类似的控水急救法："溺水者，捞起，以其人横伏牛背上，如无牛，以凳代之，沥去其水，用半仙丸纳入鼻中或用搐鼻散吹之，仍以生姜自然汁灌之，但鼻孔无血出者，皆可救也。"即把溺水者扛到一头牛背上，或放在板凳上，帮他控水，再把半仙丸（半夏制成，如黄豆一般大）药吹到他鼻子中，用姜汁灌。

为什么用牛（非牛犊），而不是马或驴？《急救广生集》的解释是："牵引徐行。"牛通常跑得比马慢，背部也要宽一些，这样可以防止溺水者从牛背上颠下来，要稳当得多，还有助于溺水者排水后慢慢苏醒。如果用马或驴，则不好控制，容易发生二次事故。

我国现存的第一部论述各科病症的专著——隋朝时期的《诸病源候论》就记载了溺水控水的治病理念："人为水所没溺，水从孔窍入，灌注府脏，其气壅闭，故死。若早拯救得出，即泄沥其水，令气血得通，便得活。"今天很多人也认为控水没问题：身体进水，控出来合乎科学。很多人在救人时也时常这么做。

但实际上真的合理吗？不尽然。

权威的急救专家认为，控水对溺水急救没有实际效果，不过是多此一举，甚至在某些情况下还很危险。为什么？

因为即使溺水者"吸入"了大量的水，控水也没有效果——真正能控出来的，也都是吸进胃里的水，胃里的水并没有太大危险；而进入肺部的水才可能致命，而通常进入肺里的水可以通过毛细血管进入体循环，所以没必要控出来。另外，花时间控水反而会耽误最佳急救时间，以及很可能导致胃内容物反流，继而被溺水者误吸，阻塞气道，严重时还可导致肺部感染。

古人有古人的荒唐做法，现代人有时也不一定比古人厉害，很多时候，人们不是手足无措，就是做法不对，甚至有害。比如有人碰到别人溺水，要么不知所措，只会哭天抢地；要么无知无畏，胡乱操作一气，这些都不可取。

自古至今，溺水都是很常见的意外事故。比如在唐朝，因溺水死亡在"五绝疾病谱"中排第三位。虽然历代医书典籍记载了不少溺水急救的方法，但其中很多带有臆想甚至迷信或巫术的成分，只能将其看作古人在早期进行的最朴素的急救探索，而不能完全直接拿来就用，如若不然，又会犯"拿来主义"的错误了。

烧烫伤：
攻克火毒的祖传"秘术"

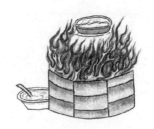

食盐敷法要人命 / "火毒"理论 / 大
黄水 / 敷石灰

为什么食盐不能敷烧烫伤的创口？

　　曾有一户人家，家里有个刚满一岁的孩子，刚开始学走路。孩子的父母白天需要去县城打工，所以由奶奶带着。为帮助孩子学走路，家人给孩子买了一辆学步车，但也埋下了隐患。一天上午，奶奶把孩子放进学步车，自己去上厕所。孩子由于刚接触学步车，觉得很新鲜，就开始四处"走动"，后来走到了厨房，撞倒了地上的热水瓶。热水瓶炸裂，孩子从屁股到脚被严重烫伤，立刻大哭起来。奶奶听到孩子的哭声，跑过来一看，心慌得不行。

　　这可怎么办？孩子的奶奶想到了一种土方法：食盐治烫伤，即将孩子身上的烫伤部位涂满食盐。她认为盐能杀菌消毒，涂在烫伤部位应该没问题，也没有立刻送孩子去医院。但孩子由于疼得厉害，一直哭闹。老人这才打电话通知儿子和儿媳。夫妻俩回到家后赶紧把孩子带去医院救治。结果，孩子因为严重脱水，已经来不及抢救，不幸离世，全家人一时间陷入巨大的悲痛之中。而根据医生解释，孩子脱水的罪魁祸首就是身上的食盐。

像类似用错误方法处理烧烫伤的事情，在生活中并非个例，尤其在一些医疗水平较低的地区更是时有发生。

为什么盐不能用来敷烫伤的创口呢？

除了增加疼痛感，对于烧烫伤面积较大的部位，食盐会造成创面高渗，大量水分因此渗出，继而加重血液浓缩，导致伤口周围组织细胞严重脱水、坏死。而盐分被血液吸收后还容易引起高钠血症等，这对新生儿来说，相当危险。此外，用食盐敷伤口还会影响医生对烫伤程度的判断。

除了用盐敷以外，有人还会用面粉、酱油、牙膏等土方治烧烫伤，可谓花样繁多。这些对烧烫伤同样没有帮助，反而可能侵蚀创伤面，增加烫伤面的感染程度；还会让热能被覆在皮肤上，继续损伤皮肤，同时耽误正确的急救操作。

惊人的"火毒"处理误区

生活中最常遇到的外科创伤中，烧烫伤一定名列前茅，它也是临床最常见的皮肤损伤病症之一。由于烧烫伤本身的突发性与猛烈性，很多人时常在来不及正确处理的情况下，听信"偏方"或"土方"，错误处理，结果不但没有效果，反而火上浇油，酿成悲剧。这种用所谓的"偏方""土方"治烧烫伤的方法其实可以追溯到我国古代。

古代医学典籍称烧烫伤为水火烫伤、烫火疮等，认为烧烫伤的病因是热毒内侵导致的。烧烫伤会给创面带来"火毒"，如果用冷水或寒凉的药物、泥等处理，火毒会被冷气逼到人体内，身体随之会受到攻击。如果火毒攻心，人会恶心、头晕、昏迷，甚至不省人事。

唐朝名医孙思邈在《备急千金要方》中就说："凡火烧损，慎以冷水洗

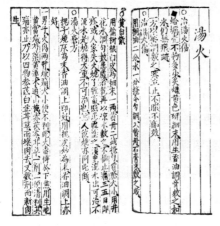

《万病回春》中对烫伤如何治疗有专门讲述，里面用到的有蛤蜊壳、桐油、榆树根等。

之，火疮得冷，热气更深转入骨，坏人筋骨，难瘥。"即凡是被火烧伤，要慎用冷水洗，因为这样很容易导致热气深入骨髓，可能会导致人的筋骨受损，更难愈合。

那对于烫伤处理，古人有何"高见"呢？

古人认为，处理烧烫伤，第一时间要做的，就是将皮肤的"热毒"透出，避免其深陷，加重病情。所以，古人在处理烧烫伤时，主要以凉血止血、解毒生肌为原则。

如果是轻一点的烧伤，古人认为可以用盐紧包在烧伤的部位，直到感觉不到烧痛。如果烧烫伤面积较大，需要用大黄水来浸泡。大黄水是直接将大黄粉加水煮过的溶液。为什么用大黄？因为大黄味苦，性寒，能"走而不守"，可以透入肌肉中，去除火毒；还可以同时用蜂蜜拌水喝下，也能防止"火毒"攻心，然后再去就医。

古代的急救手册《肘后备急方》提供的"妙招"是："烫火灼伤用年久石灰敷之，或加油调。"用石灰制后加油调，敷在伤口上，这在如今看来，很不科学，因为很容易导致感染，进一步加重烫伤。

清朝的程鹏程在《急救广生集》这本外治专书中推荐的是类似的敷药——地榆，古人认为它能泻火毒，还能解毒、消炎，方法是将地榆研成粉末，用油调匀，直接敷在烫伤创面上，之后经常换药。民间还有"家有地榆皮，不怕烧脱皮；家有地榆炭，不怕皮烧烂"的说法。

清朝的太医院教科书《医宗金鉴》中则记录了另一种十分奇特的方法："用冷烧酒一钟，于无意中望患者胸前一泼，被吃一惊，其气必一吸一呵，则内之热毒，随呵而出矣。"准备冷的烧酒，趁患者无意之中朝他胸前泼上去，患者会大吃一惊，在"一吸一呵"之间，患者身体内的热毒就会宣发出来。如果患者还觉得烦闷的话，"以新童便灌之"，可以喝新生儿的小便来缓解。

虽然古代很多书籍对烧烫伤有不少论述，但大多是从全身进行辨证施治，而具体到烧伤创面的治疗，并未进行辨证分型，而只是将其归为火毒所伤、气滞血瘀等，在治疗上也是清一色的清热解毒、活血化瘀等。这种对创面愈合过程、创面深浅不做针对讨和施治的方法，自然不利于伤口愈合，甚至会导致情况恶化。

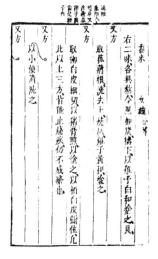

《外台秘要》中提到，人尿清洗法可治疗烫伤。

军医是如何诞生的？

　　说到急救，不能不说战争。因为古代急救的起源和发展，很大一方面源自战争，这算是战争的一个"贡献"。古时候常发生战争，当时人口少，所以对伤员的救护是急救的主要内容。战伤救护的早期萌芽开始于原始社会的部落之争。

　　先民们为了救治伤员，本能地会进行一些急救活动。周朝时期，战场防护和急救初显特色：参战的人、马、车均配备有严密的防护装具。大约在战国时期，"队医"出现了，通常由巫师或方士担任。先秦时期的兵书《六韬》中记载，一个统帅部系统中应该有"方士二人，立百药。以治金疮，以痊万病"，将"队医"列入军队编制。为保存和补充兵力，一方面要奖励生育，另一方面就是重视伤员。当时如果伤员得不到及时的救治，相关人员会受惩罚，甚至受到鞭刑。当时的急救方法主要是止血、包扎、固定、清洗伤口、敷药等，都是比较基础的。

　　唐朝末期，军医诞生，而真正的军队医疗机构的建立是在宋朝。《宋会要辑稿》记载："靖康元年（1126 年）六月十四日，知磁州赵将之言……权置医药院，收管医治……"可以看作古代由地方设立军医院的开始，像心脏按压、人工呼吸等急救方法也逐步得到完善。

晕倒后的急救法——掐人中

2010 年,常州市某小学,一名 7 岁女孩在上体育课时突然倒地,体育老师和班主任马上进行急救,开始掐学生的人中部位,但掐了将近 10 分钟女孩也没有苏醒,最后女孩遗憾离世。

2013 年,泸州的某所中学,同样是在体育课上,一名中学生在热身跑步时突然晕倒,倒地不起。而老师的做法竟然同样只是掐学生的人中,没有做其他急救措施。这名学生醒来后马上又晕了过去,老师依然继续掐人中,还掐学生的虎口(手背部,大拇指与食指之间的位置),结果错过了黄金抢救时间,孩子在第二天不幸死亡。

又疼又不靠谱

掐人中急救导致耽误救治的黄金时间进而引发悲剧的事情,在近几年时有发生。为什么还有人在用掐人中这种错误的急救方式呢?这恐怕离不开长期以来形成的错误观念和影视作品的无意识"宣传"。

很多人对掐人中救人的记忆,印象最深的恐怕要数《西游记》了。在收服红孩儿那一回,孙悟空被红孩儿的烟火熏晕,是猪八戒通过掐人中的方式将孙悟空给救醒的。而这一手法,其实可以追溯到葛洪的那本《肘后备急方》。书中记载:"救卒死方,令爪其病人人中取醒。"此后,这个方法就沿袭了下来。

据说李时珍也曾被人掐过人中。李时珍曾经在一个山林采药,为了辨别一种草药的药性，他就亲自品尝。一开始没什么感觉，后来他就加大分量，这使他感到肚子里有强烈的反应，很快就头昏眼花，接着就倒地昏过去了。他的弟子庞宪听到后，马上跑过来，呼唤自己的师傅，但李时珍毫无反应。这可把庞宪吓坏了，他赶紧给李时珍灌水，还掐人中，据说折腾了很大一会儿，李时珍才慢慢有了知觉。

那么，掐人中到底靠不靠谱？传言说，掐人中不但不能救命，甚至还会导致人死亡，这又是怎么一回事？为何很多人对这种方法如此信任？

对于掐人中这种特殊的急救方法，首先我们要泼盆冷水，因为它并不科学，通常是多此一举，而且在某些情况下，它还会"帮倒忙"，导致意外之事发生，就像开篇提到的两个事例。原因是什么呢？

如果一个人晕厥过去，但他的呼吸、心跳还在，说明这个人其实没有什么大碍，只要让他侧卧，保证呼吸通畅就可以，掐不掐他的人中根本没关系，短则几秒钟，长则几分钟，这个人就会醒过来。这是一种短暂的意识丧失现象，通常是因为大脑一时供血不足引起的。掐他的人中也只是刺激了一下而已，只能用来判断患者有没有意识，并没有任何救治价值。即便靠掐人中把人"掐醒了"，也是因为人被"掐疼了"，所以才醒过来，只是看起来像是掐人中把人救了，实际上掐别的部位也能把人给"掐醒"。

而如果一个人昏倒了，没有了呼吸和心跳（昏迷了），情况就大不一样了。众所周知，大脑是人体最不能离开氧气的一个器官，缺氧超过5分钟就已经很危险了，超过10分钟大脑就会脑死亡。即便人被抢救过来，也很可能会变为植物人。这种情况下，一般人能做的最可行的就是对昏倒的人施行心肺复苏。这个时候如果只掐这个人的人中，就太蠢了。这样不但救不活人，还耽误了治疗的黄金时间，而掐人中还会关闭口腔，加重舌根后坠，从而导致呼吸道更堵了——其实已经是一种"变相"的谋杀了，只不过人们还以为是在救人。

只为打通任督二脉

为什么古人会"发明"出这种特殊的急救方法？这就涉及古时人的思维了。

有句老话说：人活一口气。如果没气了，人很快也就死了。古人认为：人在气中，气在人中。而位于人鼻子下、嘴唇上的人中穴，是一个很重要的急救穴位，它能够起到回阳救逆、清热开窍的作用。在他们看来，人中穴是任督二脉交汇的"中转站"。

对于"任督二脉"，很多人可能都不陌生，很多武侠小说中都提到过，比如某武林高手打通了任督二脉，功力倍增，或者练得绝世神功等，这只不过是一种夸张的写作手法。

不过，任督二脉在中医理论中是确实存在的，属于奇经八脉中的"奇经"，那它们在人体什么位置呢？任督二脉都以人体双腿间的会阴穴为起点，从身体正面沿着正中往上到人中，就是任脉；督脉则是从后背沿着正中向上，到达头顶，再往前到人中。

有人曾这样解释人中穴的重要性：人的鼻子是用来吸气的，而嘴巴是用来呼气的，人之所以能活着，就在这一呼一吸之间；鼻子和嘴巴之间的人中穴就显得很重要，它关乎"呼吸"，所以关乎人的性命。

如此一来，古人就认为用手指掐这个穴位或用针刺，能改善人体的微循环，升高血压，还可以影响人的呼吸。遇到中暑、昏迷、晕厥、低血压、休克或者一氧化碳中毒的人，都可以掐人中。殊不知，这样做常常潜藏了一定的风险。

神奇的人中穴

　　古人还认为，人中穴还是阴和阳在人体中的交汇部位，代表一个人的肾气与生育能力，且与膀胱经相关联，这就有了通过观察人中来辨别孕妇生男孩还是生女孩的"绝招"。如果人中不清晰，膀胱经气化欠佳，说明这个女性肾气不足，只能生女儿，而且怀孕比较困难，即便怀孕了，也有流产的倾向。如果真怀上了男孩，很有可能会难产，因为她没力量正常生养男孩。对于这种"特异功能"，姑且一听即可。

　　细细想来，掐人中急救，也不过是古人对天人合一、阴阳五行等古代思想的又一次医学臆想。如今，很多人依然抱着"崇古"之情，认为古代医书上写的或古代医生用的都是对的，没有进行质疑和辨别，继而盲目"照方抓药"，自然免不了时常做出令人唏嘘和哀叹的举动，导致有时因这种"自信"害了人而不自知。

第六章

瘟疫、铃医与提刑官

瘟疫：上天的惩罚

赤壁之战 / 东汉末年 / 傩礼驱疫 / 张角与符水驱疫 / 罪己诏 / 清末鼠疫

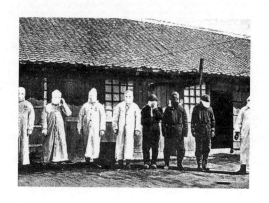

　　纵观人类历史，瘟疫是一个古老而永恒的话题。回顾我国几千年文明史可以发现，人们同瘟疫的斗争从未停止过。从公元前674年至1949年中华人民共和国成立的这2600多年间，史书记载的程度不等的瘟疫多达770多次，用"十年一大疫，三年一小疫"来形容，毫不为过。尤其明清时期，瘟疫的发生更是频繁，平均每一两年就有一次瘟疫发生。而瘟疫导致死亡的人数则以千万计，它甚至影响了朝代更迭和战争胜败等重大历史事件。比如说东汉末年著名的赤壁之战，对于曹操失败的原因，很多人恐怕都会认为这是因为诸葛亮、周瑜用兵出奇而制胜，实际情况是，当时曹操的军队遭遇了瘟疫，死伤相当惨重。《三国志·周瑜传》记载："……遇于赤壁。时曹公军众已有疾病……"《三国志·武帝纪》中又说："……公至赤壁，与备战，不利。于是大疫，吏士多死者，乃引军还……"就这样，一场瘟疫改变了战争走向。

　　而我国古代死亡人数最多的一次瘟疫也发生在东汉末年，据估计，当时的瘟疫导致2000多万人死亡，完全不亚于一场大规模战争的杀伤力，要知道，当时国内的总人口才5000万左右。著名的"建安七子"中的徐干、陈琳、应玚、刘桢等人皆因瘟疫而死。我们可以从曹植的《说疫气》中体会到当时的惨状：“建安二十二年，疠气流行，家家有僵尸之痛，室室有号泣之哀。或阖门而殪，或覆族而丧。”当时的医学家张仲景在《伤寒杂病论》中也记载，他一大家200多人，不到十年间，由于瘟疫死去了三分之二，“伤寒十居其七”。后来，曹操写了《蒿里行》：“白骨露于野，千里无鸡鸣，生民百余一，念之断人肠。”

此外，像杜甫、韩愈、温庭筠等诗人都曾感染过疟疾，比如杜甫在《寄薛三郎中》写自己得病：“峡中一卧病，疟疠终冬春。春复加肺气，此病盖有因。”

那么，古人是如何看待瘟疫的？瘟疫来临，人们又是如何应对的？这些方法有没有实际作用？我们从中又能学到些什么呢？

瘟疫是我国古代“四大灾害”之一（其他三种为蝗灾、水灾、旱灾），也叫时行、天行时疫、疫疠等，在古代多统称为“疫”，一般指的是具有高传染性的疾病，由一些强烈致病性物质，如细菌、病毒引起，比如历史上的鼠疫、瘴气、霍乱、天花、麻风病以及千禧年后的SARS、甲型H1N1、猪流感等，都属于瘟疫范畴。中国最早的医学典籍《黄帝内经》中就已经有瘟疫的相关记载：“民病温疫早发，咽嗌乃干，四肢满，肢节皆痛。”《吕氏春秋》中也有言：“季春行夏令，则民多疾疫。”

由于古时候人们的医学知识匮乏，加上信息交流不便，政府官员管控能力也较低，人们面对瘟疫经常束手无策，只能听天由命，所以会把瘟疫当成“上天的惩罚”或鬼神作恶，这也是为什么叫“天行时疫”的缘由了。时疫的“时”即四时，指的是天时法则，《黄帝内经》中说：“不顺四时之度而民疾”，可以看出古人对疾病的看法深受“天人感应”“天人合一”等思想的影响。

面对瘟疫，古人也总结出了一些方法，比如隔离、尸体掩埋、保护水源等，这些方法在如今看来依然有很好的参考价值。不过，在探究和摸索的过程中，古人总免不了走些弯路，搞出很多荒诞、迷信的事情，这些对科技日益昌明的现代来说，不失为一种提醒和警示。

夸张鬼面，大傩驱疫

古人对瘟疫的认识掺杂了很多迷信思想，如"报应说""鬼神说"等，所以应对的方法自然也脱离不了类似的思维模式的影响。与此相关的最有代表性，也是最古老的一种治疗瘟疫的方法，恐怕要数傩礼（或傩戏、傩舞）了。

傩戏可溯源到我国先秦时期。当时，遇到瘟疫后，人们会请专业的驱疫鬼者——方相氏，来为国家驱疫辟邪，方式就是傩戏。方相氏就是当时的巫师，《周礼》中记载，他们"掌蒙熊皮、黄金四目、玄衣朱裳、执戈扬盾。率百隶而时傩，以索室驱疫"。

唐代诗人孟郊写过一首《弦歌行》，描述的就是用傩礼驱瘟疫的仪式：

> 驱傩击鼓吹长笛，瘦鬼染面惟齿白。
> 暗中崒崒拽茅鞭，倮足朱裈行戚戚。
> 相顾笑声冲庭燎，桃弧射矢时独叫。

人们先敲鼓，吹长笛。在黑暗中，一群疫鬼出现，它们瘦骨嶙峋，脸上涂满油彩，露出惨白的牙齿，拖着茅草织成的长鞭，紧急地穿行。之后，一个人拿着"桃弧"（桃木制的弓）走出来，在院中先是哈哈大笑，然后拉弓作势射向疫鬼。射到谁，谁就发出惨叫声。通常，等疫鬼被射死，仪式也就结束了，也表示瘟疫被驱散了。

为什么古人认为傩礼能驱除瘟疫呢？很多学者研究后认为，这可能与古代的阴阳五行思想有关。在古人看来，鬼为阴物，阴气一盛，鬼就会出来害人，而人得病也通常被认为是阴气盛而阳气不足导致的。应对方法自然就是用"阳"来压制"阴"了。方相氏多是勇猛之士，充满阳刚之气；举行仪式

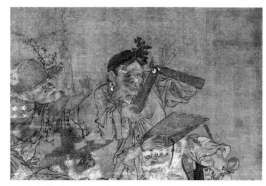

北京故宫博物院院藏《大傩图》（局部），是一幅描绘民间驱除疠疫习俗的风俗画。

时通常要擂鼓，鼓在古人眼里是可以"促动"阳气的物件，以此可以来压制阴疠之气。此外，仪式过程中也包含着阴阳轮换的模式等。不过，说到底，这种治疗瘟疫的方法只是古代的一种祛病巫术罢了，跟前面提到的巫术治病没有区别。

天灵灵地灵灵，喝碗符水瘟疫清

说到驱疫，古代道家也扮演着比较重要的角色，他们经常采用的方法有设醮（设立道场来祈福消灾）、符咒、养生等。除了养生外，其他两种跟巫术驱鬼大同小异，通常来说是"而终无验"。

比如我们最常听说的符咒祛病。《秘藏通玄变化六阴洞微遁甲真经》中记载了一种"治瘟疫鬼符"，怎么做呢？"用纸一片，阔（宽）五寸，长七寸，令病人花押，就上书符，盖了病人花押，此符使六神司命……治瘟疫病者服符，此符以降香汤下，先书白玉女治瘟疫，收摄病源，保佑安泰。"

韩愈在《遣疟鬼》中就提到过当时人们用符咒祛疫病的情形，诗中提

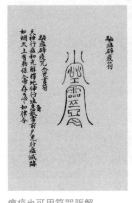

瘟疫也可用符咒驱解。

到："诅师毒口牙，舌作霹雳飞。符师弄刀笔，丹墨交横挥。"

再比如明代的养生书《遵生八笺》中记载了避"五瘟疫鬼"的方法："除日以合家头发烧灰，同脚底泥包投井中，咒曰：'敕令我家眷属竟年不害伤寒，避却五瘟疫鬼。'"也就是说，在农历大年三十这天，全家人各取少量头发，烧成灰，然后连同脚底的泥土一起包起来，投入井中，再念咒语，就可以远离瘟神了。

说到符咒祛病，不能不提我国古代著名的"黄巾起义"。

东汉末年，外戚专政，宦官专权，豪强割据，百姓生活困顿无比。除此之外，各种天灾人祸也是连绵不断，据史书记载，仅汉灵帝一朝（168 ～ 189 年）就发生了 5 次瘟疫，分别在 171 年、173 年、179 年、182 年、185 年，而且每次都是"大疫"。在这种情况下，张角揭竿而起，创立太平道，很快就获得信徒几十万之众。而张角传道的重要方法，就是用"符水""咒语"为穷人治病。所谓符水，即将神符焚烧成灰，用酒或水送服饮下，而这竟然真的治好了不少人的病。真的如此灵验吗？其实，真实的情况是，张角事先准备好能治疗瘟疫的药水，再把符咒浸泡其中，符咒带了药性，晾干焚烧之后再送服，自然就能疗疾治病。所以，真正起作用的并不是什么神仙符咒，而是能治人疾病的良药。

当然，这是题外话，不过信众能达到几十万的巨大之数，也从侧面说明了人们心理上对符咒可治病的深信不疑。

借问瘟君欲何往，纸船明烛送瘟神

中国人喜欢拜神，看到庙就想进去拜拜，逢年过节也是如此，像什么小年送灶神、过年贴门神、初五迎财神等，不一而足。不过，你可能想不到，瘟疫这种人们唯恐避之不及的东西也有主管之神，名叫瘟神，且是多神，分别为春瘟张元伯，夏瘟刘元达，秋瘟赵公明，冬瘟钟仕贵，总管中瘟史文业，号为"五瘟使者"，被人们认为是能散播瘟疫的恶神。

"瘟神"的出现也是因为古时的人们因医学知识有限，不能对疾病做出合理的解释，以为瘟疫是鬼神作怪，所以寄希望于上天，祈祷老天保佑世人健康平安。

有神就有相对应的习俗，一些地方建有瘟神庙以供人们祭拜，比如现今北京密云古北口镇潮河关村中就有一座瘟神庙，庙内建有戏楼一座，每年端午节还要唱三天大戏，以禳灾祈福。

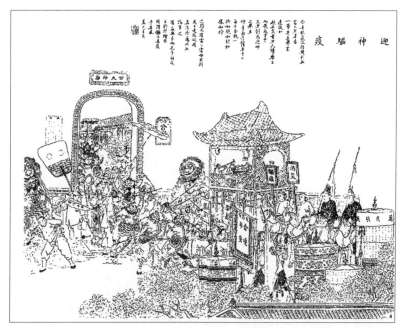

《点石斋画报》中的驱疫仪式，可见场面声势浩大。

除了祭拜之外，送瘟神作为一种古老的民俗，也在很多地方存在着。毛主席曾作《送瘟神》诗，其中就写道："借问瘟君欲何往，纸船明烛照天烧。"诗里展现了这样一幅画面：人们焚烧纸钱，点起明烛，火光明亮，照耀天空，瘟神无处可藏，只好逃之夭夭。

在送瘟神时，人们通常假定马和船是鬼怪和瘟神乘坐的工具。而为了祛病，人们会把污垢、不洁和疾病附着在代表瘟神的人偶上，然后把它放在马和船上，接着搬运到河边或海边，让其漂走或将其烧毁。这种方式在江南地带较多见，通常是以烧船为主。

比如浙江丽水县：一旦有人生病，当地人会请师公做法事，然后准备一艘稻草船，把扎好的"恶鬼"装在船上，搬到河滩上流走。如果船没有回来，病人就会痊愈。

再比如广东南雄市：从端午节下午到晚上，人们一边唱《茅草船歌》，一边抬着约两米长的茅草船在整个村庄游走，最后，在《送船歌》的护送下，人们将船抬到村边烧毁，瘟神也离人们而去。

部分地方的送瘟神仪式非常盛大，比如福建省莆田市灵川镇东汾村，当地村民会在端午节期间举行"化船"（烧船）送瘟神祈平安庙会。仪式上所用的一艘制作精美的圣船耗资上万元，并配有30艘造型各异的小凤船，花费不菲。这些都会随着仪式的进行最终被烧毁。而在人们的心目中，各种瘟神已随着熊熊烈火化为灰烬，新的一年定能平安吉祥。

这种驱疫巫术之所以会产生，究其原因也是我们的祖先对瘟疫无法用正确的医学知识来解释，所以，这种驱疫术只是一种美好的幻想和寄托，至多起到心理安慰的作用，并不能真正防病治病，但因为其深厚的传统文化内涵，现今已作为我国非物质文化遗产的一部分在某些地方依旧存在着。

罪己诏：天降灾疫，都是朕的错

汉朝作为继秦朝之后的大一统王朝，享国 407 年，但在 400 多年时间里，仅中原地区就暴发瘟疫 20 次，除 1 次发生在西汉外，其余 19 次均发生在东汉。而东汉的 19 次瘟疫中，有 12 次发生在汉桓帝时期，结合汉桓帝刘志在位的时间 20 年来看，可以推算在他统治下的王朝，基本不到两年就会暴发一次瘟疫，这不能不说是"备受苍天垂怜"。

而在当时，无论是天灾还是瘟疫，人们普遍将其视作天子失德的表现。如此高频率的瘟疫，想来是作为最高统治者的汉桓帝"德行有亏"，所以老天才会降下灾疫以做警示。怎么办？天子既然上承天命，值此关键时刻，真的是很有必要做一下自我批评了。

于是，汉桓帝下罪己诏，诏曰："朕摄政失中，灾眚连仍，三光不明，阴阳错序。监寐寤叹，疢如疾首。"什么意思？"我因执政失当，以致灾祸不断，日月星三光不明，阴阳颠倒。想到这些，我真是日夜难安，痛心疾首啊！"

字里行间透露的到底是真心还是假意，恐怕结合汉桓帝在位时的一系列举动就能看出来——崇尚佛道，沉湎女色，信任宦官，察举非人，而这也导致了东汉江河日下，渐趋灭亡。

要明确的一点是，罪己诏是皇帝向天罪己，而不是向天下臣民罪己，这也从侧面反映了古人对上天的敬畏和迷信。

除了颁布罪己诏之外，汉桓帝还通过大赦天下、更改年号的方式来平息所谓的"上苍之怒"。这种不积极防疫救灾，不是吃一堑长一智，对二次瘟疫进行有效预防，而只一味诉诸"外援"的行为，最终结果可想而知。

猫鼠相克，鼠疫的"天敌"——猫尿

1910 年 10 月 12 日的东北小城满洲里，一人突发肺鼠疫，主要症状有高热并伴咯血，救治尚未深入展开，此人便于两天后暴毙。11 月 7 日，哈尔滨亦出现相似病例，其后，瘟疫肆虐横行，不仅横扫东北平原，而且波及河北、山东等地。

疫情蔓延，当时的清廷虽然早已摇摇欲坠，但还是委派大清北洋陆军医学院医官伍连德前往，负责处理此次疫情。然而，人们对伍连德主导的抗疫措施，尤其是对隔离并不买账，反而由民间出资成立中医主管的鼠疫医院。在这里，无论是医生，还是受感染的病患，既不戴口罩，也不用杀菌剂，每个人都自信地认为此次疫情只不过是稍微严重一点的伤寒而已，只要加以调理，肯定能战胜病魔。结果，不到两个星期，死了 160 人，其中包括 4 名中医。

当时还流传着一个治疗鼠疫的"妙方"：

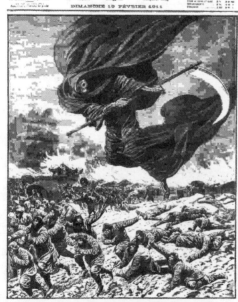

法国画报笔下的晚清鼠疫

用猫胆一个，暖酒冲服，立愈，盖胆能散郁去毒，猫鼠相克，而人以生方亦奇矣。

具体做法就是，用猫胆加上暖酒冲服，就可以治愈鼠疫，为什么呢？因为猫能克鼠，而胆通常能去毒。后来，这个方子传到天津，猫胆"变成"了猫尿，很多医生也坚持认为猫是老鼠的天敌，用猫尿治疗鼠疫，乃"对症施治"。真是滑天下之大稽。

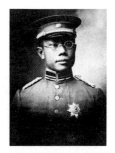

晚清"鼠疫斗士"伍连德

适逢"消毒""隔离"等新医防疫方式渐显成效，两相对比，这也带来中西医的首次论战。《大公报》曾写讨伐文章专门论述：

> 自近日鼠疫发现，中外名医士百方研究，几于才智俱穷。不意天津医生竟能不假思索，发明许多奇妙方法，其中最奇妙者莫如猫尿一种。解者曰，医者意也，鼠本畏猫，故以猫尿治鼠疫，其效必神。不知猫食鼠者也，腹中既有死鼠，尿中岂无瘟虫？是研究尚未入细也。且以相克之理言之，则鼠固畏猫，猫亦畏狗，若取演进之义，与其用猫尿不如用狗屁。

然而，如此荒唐的治疗方法却引来拥趸无数，甚至出现改良之方，有人用萝卜、白菜、石膏、银花、猫尿、獭肝搭配治疗鼠疫，被称为"灵药"，还宣称能够"立愈"。

更有甚者，通过吸食鸦片的方式"治疗"鼠疫。很多人光明正大地吸鸦片，一些烟馆生意"十分兴隆"，只是，除了满足瘾君子的烟瘾，这种方法让人看不到半点和病魔斗争的迹象。

好在伍连德坚持以现代医

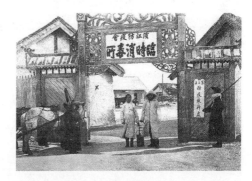

伍连德极力主张建立的临时消毒所

学的消毒、隔离、焚烧尸体、交通管制等手段积极防治，经过多方努力，终于在几个月内控制住了疫情。

其他荒诞疗法

1910 年现代医学战胜鼠疫，但人们的观念并没有得到多大改善，尤其是在民间，因为不懂科学，又缺医少药，用迷信来治病的做法比比皆是。

比如在成都，家中若有人得了时疫，"必重请巫师，于三更后，巫师画脸，现怪象，助以粉火，大声疾呼，在病人室中大肆搜索，开门驱鬼，出外而返"，想借此来祛除疫鬼。

1932 年邓峡城乡发生严重霍乱，从 5 月持续到 8 月，死者众多，全城棺木供不应求。而当时有迷信之人说是"霍乱仙姑"下凡，过了新年她才会走，于是乎，人们就破天荒地在 7 月提早过年，家家户户张灯结彩，放鞭炮……

而在五年后，理化地区因为气候干燥，加上当地水质差等原因，暴发了新一轮的传染病。而当地人的做法则仅仅是求藏医吃"面面药"，甚至吃点牛粪汤，结果很多人一命呜呼……

按理说，我国历史上发生过这么多次瘟疫，我们对疾病的认识和处理方式理应有所长进，不至于屡屡做出或疯狂或匪夷所思的举动，但种种事实表明，纵有前车之鉴，在与疾病做斗争这件事上，人们还是动不动就会跑偏。而这也再次印证了那句话：人类从历史中学到的唯一教训，就是无法从历史中学到任何教训。哪怕是在医学治疗方式日新月异的今天，这句话也同样适用。

瘟疫多是病毒作祟，但关于人类与病毒的关系，却并不只是对抗那么简单。人类经历了从抓捕动物到驯养家畜，从果实采集到植物种植的过程，从最初的游牧变成定居，而在这个过程中，人类与自然界的复杂联系导致自身处在一个充满流行病的世界，慢慢地，我们把手足伸向野外丛林，病毒也随之被带回。很多人一想到病毒、细菌等微生物，就很害怕，认为它们是人类健康最大的敌人，总想把它们"一网打尽"。抱着这种幼稚想法的人其实并不了解，病菌已经在地球上存在了超过37亿年之久了，在它们面前，人类才是完完全全的"新新生物"；其次，人体内外附着有多种微生物，有些对维护人体健康至关重要，比如肠道内的一些益生菌等。另外，我们周遭的一些动植物也携带着很多病菌，难不成我们要彻底与大自然隔绝？自然不是。其实正如有人所说，人类不过是动物卷宗中一个比较显眼的注脚，笔者深以为然。

而从整个人类面对瘟疫时的对策可以看出，我们在"抗疫"战争中还从未真正胜利过。而我们如果想在地球上长久地生存下去，学会与病菌和谐相处才是唯一可行的道路。我们不能，当然也更不可能将所有的病菌都消灭。

美国著名历史学家麦克尼尔在《瘟疫与人》中写过这样一段话："技术和知识，尽管深刻改变了人类的大部分疫病经历，但就本质上看，仍然没有，也从来不会把人类从它自始至终所处的生态龛（作为不可见的微寄生关系和一些人依赖另一些人的巨寄生关系的中介）中解脱出来。"也就是说，"先于初民就业已存在的传染病，将会与人类始终同在，并一如既往，仍将是影响人类历史的基本参数和决定因素之一"。

古代游走江湖的"铃医"

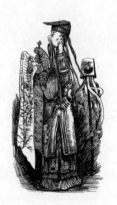

给饱受毛发旺盛困扰的你介绍一款来自遥远古代的美容产品——"脱毛膏",做法如下:准备雄黄 9 克,石灰 6 克,然后将两种药混合在一起,研成粉末,再加水调成糊状。睡前将用水调好的两种药敷在毛发明显的部位即可,第二天,敷药部位的毛发通常都会脱落。真的是"一次脱光,肌肤如初生般润滑光泽"。

是不是很神奇?不过,先别急着欢呼。所有药物,无论内服外用,除了看疗效外,禁忌证、不良反应也不可忽略。而这款"脱毛膏"的确能脱掉多余毛发,然而好好的一张脸很可能也会在第二天被毁容。因为雄黄和石灰都是碱性极强的物质,它们既然能腐蚀掉毛发,自然也能腐蚀皮肤。

这个美容秘方并非胡编乱造,它出自清朝著名学者赵学敏编写的《串雅外编》,这本书专门记载了江湖医生们的医疗经验,书中美容方十分丰富。不过里面的多数药方都被现代的医学专家质疑和批判,除了有毒、有副作用外,还有不少是古代江湖医生的把戏——"药戏",即所谓的药物游戏。这是他们利用骗术来卖药或治病,从中获利的重要手段。

抗冻偏方：再也不用穿秋裤了

《串雅外编》内容范围很广，不只有治病的药方，还有生活偏方，比如抗冻偏方"韩湘子脱衣方"。

准备同等分量的五灵脂、半夏、天仙子、狼毒、草乌，然后将这些药混合，捣碎成末，再用细筛过筛。取 100 克左右的药粉，加入 7000 毫升水中，搅拌均匀，然后用这种水煮衣服，煮的时候要小火慢煮，直到把水熬干，再把衣服晒干。等到冬季下雪以后，就可以拿出来穿上了。当然，如果嫌步骤麻烦，也可以把药粉直接撒在衣服里。

会有什么效果呢？不久，人会感觉全身暖起来，更准确地说，还混合着"热辣"的感觉。人会感觉全身发热，脸也变红了，就像刚刚喝过一大碗辣姜汤，或者一瓶高浓度的白酒。人的确感觉不到冷了，但或许麻烦也将降临。因为很快你可能就感觉皮肤像燃烧一样，如果"幸运"的话，身上还可能会冒出红疹，奇痒无比，疼痛难耐，恨不得马上脱光衣服跳到雪堆里……之所以有这样戏剧性的状况发生，是因为在这个药方中，狼毒、草乌都是有毒的，很容易引起过敏反应。得知这个真相后，你还敢"舍身一试"吗？

江湖八大门

提到江湖医生，有个问题可能让很多人感到迷惑：为什么将他们称为"江湖"医生，而不是"江海"医生或"湖海"医生？按理说，"江海"听着要比江湖更有气势。

对于"江湖"这两个字，熟悉武侠小说或20世纪八九十年代港台电影的人应该再熟悉不过，各种说法，诸如"江湖八大门派""有人的地方就有江湖""退隐江湖"等不一而足。事实上，"江湖"两个字原本来自两句话——"江河之长远，湖海之深广"，再各取两句的首字组成"江湖"，就被用作惯用语了，它比喻的是历史之悠久以及深不可测。

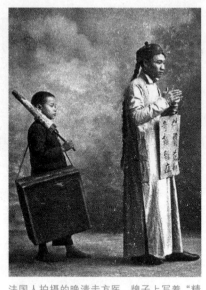

法国人拍摄的晚清走方医，牌子上写着"精医花柳，奇难杂症"。

实际上我国古代社会的确存在"八大门"，当然并非武侠小说里提到的少林派、峨眉派、武当派等武林门派，而是社会中八种不同的谋生方式。"八大门"包括惊门、疲门、飘门、册门、风门、火门、爵门、要门。不知道金庸、古龙、梁羽生等创作大师在写武侠小说时是否曾受此启发。

惊门研究人的吉凶祸福，为人指点迷津，算卦、看相、卜卦都属于这一门。疲门指行医卖药，祝由术就属于这一门。飘门指的是漂泊不定，浪迹江湖，卖艺、替人写信和骗子都属于这一门。册门是考证今古，倒古董、卖字画（通常是春宫图、假字画等）、盗墓都属于册门。风门是研究古代风水的，风水先生、阴阳宅地师等都属于这一门。火门指的是用炼丹术养生，炼丹术、炼金术等就属于这一门。爵门即做官，也包括买官卖官的把戏等。最后一个要门，则指那些不用花钱的领域，比如凭嘴上功夫（乞讨、装死等），另外抢劫、盗窃也属于这一门。

八大门里面，疲门和火门其实可以看作古时候的医药养生行业。

江湖八大门都有各自的内幕，叫"海底"，不会随意向外人泄露，尤其是同行，这是江湖规矩；即便师傅传授徒弟，自己也会留一手，这跟武林门派传授功夫很相像。

在当时，一个人如果立志进疫门当医生，绝非一件容易的事。如果家境富裕，自然不成问题，可以开医馆；如果家境窘迫，就只能在江湖中风里来雨里去，当江湖医生。不过，由于我国古代很长

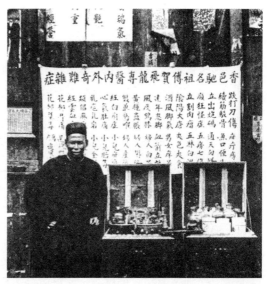

晚清售卖膏丹丸散、专治疑难杂症、跌打损伤的街头江湖医生。

时间"巫医同源"，虽然不同朝代有些许差距，但总体而言，医生在古代确实不能说是一门"好职业"，地位很低，江湖医生自然更上不了台面。

"神医"悔入杏林

古代医生的地位在大多数时候都很低，低到什么程度？连农民和商人都不如。《汉书》中曾记载，有个叫楼护的人，"诵医经、本草、方术数十万言"，可说是精通医术，为时人所重，但大家也为他从医感到遗憾。众人都对他说："以君卿之材，何不宦学乎？"建议他去当官，不要让医学阻挡了自己的大好前途。后来他真的弃医改学经传，出仕为官。

韩愈在《师说》中就曾说过："巫医乐师百工之人，君子不齿。"清朝徐大椿在《医学源流论·自序》中的一句话可说是道出了古代医生的心酸："医，小道也，精义也，重任也，贱工也。"正统的医生都被看作"贱

工"，就连被尊为"医圣"的张仲景都未曾见于正史，江湖医生的地位可想而知。

普通医生的社会地位低，皇宫里的太医地位是否会高一些呢？其实也高不了太多。太医虽然是官员，品阶却并不高，历史上执掌宫廷医事的也不过是四五品官，普通太医更是只有七八品。不过，太医自然要比民间的医生地位高。

但能被朝廷选拔到太医院当医生，也不是件容易的事情。即便被选上，也不是万事大吉。因为风险也随之大大增加，所谓"高处不胜寒"，稍有不慎就会有生命危险。太医主要是给皇室诊治疾病，如果诊断不出病因，或找不出治病的方子，恐怕脑袋要搬家。太医的家人、亲属也会一同受处置，轻则被革职、刑杖、全家流放等，严重的话还会被诛九族，而对这些，太医是无从抗辩、解释的。很多古书或影视剧里提到的太医被杀的案例，在历史上确有其事。

唐懿宗的长女同昌公主，深得父亲宠爱，后来嫁给了当时的新科进士韦保衡，但由于自幼体弱，后来缠绵病榻，日渐消瘦。为了治好公主的病，他们遍请名医，吃了不少药，公主却始终不见好转。很快，同昌公主就撒手人寰。对爱女之死，唐懿宗大为悲伤。驸马韦保衡为了撇清关系，将责任都推给太医。未经查证，唐懿宗就相信了驸马的话，一怒之下直接将20多名太医斩首，还将他们的亲族300多人投入大狱，可说是历史上最大的太医惨死案了。再比如，洪武三十一年（1398年），朱元璋卧病，久病不治，太医们束手无策，朱元璋一气之下将他们全部打入死牢，只留了最信任的戴元礼。朱允炆继位后，延续了祖父的残暴，将当初没治好朱元璋的太医全部斩杀，只有戴元礼幸免于难。

如果碰到病人病入膏肓或有先天遗传病、急症、药物反应的情况，太医们自然也只能自求多福。俗话说"不为良相，便为良医"，这其中恐怕不包括太医。

没当上太医的江湖医生，相对来说就轻松得多。虽然社会地位不高，但他们不以治病为务，是地地道道的生意人，不用整天担心"脑袋搬家"，而且还能靠医术赚钱，何乐而不为？至于被人歧视，恐怕在他们看来就不用那么在意了。

地道的生意人

在现代人眼里，医生是救死扶伤的职业，所以一直都很受尊敬和爱戴。但江湖医生可并非以救死扶伤为主要目的，他们的要务是卖药挣钱，可以说是地道的"生意人"。而他们究竟有没有真本事，能不能治好病，则一言难尽。以前很多书中曾有大量讽刺江湖医生的笑话。比如有个士兵在战斗中腿部中箭，疼痛不已，长官请了一位外科医生来处理。医生说不难，拿出一把剪刀把露在外面的箭杆剪断，然后索取手术费。士兵说：射进肉里的箭头还没处理完呢！医生则回答：这是内科医生的事，与我无关。

既然是生意人，自然少不了一套属于自己的江湖规矩，其中就有一种，叫"落地响"。它指的是，江湖医生每到一个地方，店门一开张就很红火。为何如此神奇？这自然离不开江湖医生的商业头脑和宣传花招，甚至骗人的把戏。

通常，他们会提前大造声势，大肆宣扬。找个好的地界，租个好门面，然后把屋子粉刷一番，装修得越豪华、越耀眼越好，再到处贴广告。之后他们再请当地的乡绅名流前来捧场，比如写招牌、签名等。这些名人并非白吃白喝，吃完以后，可就有任务在身了：走到哪儿都会帮着宣传、称赞，介绍病人去那里看病。

为了不让病人存疑，通常病人来看病时，江湖医生先不让他们陈述病情，而是自己先诊脉，如果病人认可他们的诊断，答应医治，他们的目的就达到了。接着，他们会狮子大开口，等收完钱才想办法应付病人。治疗轻症、小病自然没有太大问题，但有些病治不好怎么办？这也难不倒他们，他们总有办法给自己找台阶下。纸包不住火，时间一长，人们都知道了他们的诡计和真实水平，自然也就不再找他们看病了。但这些江湖医生一点也不亏，他们已经挣了不少钱，过个一年半载，卷铺盖走人，再到其他地方重新来过。

从中也可以看出，这些江湖医生对病人的心理了解得很透彻，不然，凭借他们少得可怜的医学知识，很难混出名堂来。而坊间针对江湖医生和真正的医生，也出现了"里"与"尖"的说法。所谓"里"（也叫"腥"），其实就是懂得如何应付病人的技术，而"尖"就是医生真正的医术。江湖中有"里中尖，是神仙；尖中里，了不起"的说法。

"里中尖"的医生是以医术为主，本身专业过硬，治好的病人多了以后，名气自然会一传十，十传百，如此一来，上门看病的人也越来越多。即便偶尔没有医好病人，因为医术向来不错，没有骗人，病人也不会见怪。所以，这类医生不会名誉扫地。而"尖中里"的医生就不同了，他们自身医术不一定多好，但对病人的心理摸得很透，会看病人脸色行事，也能挣很多钱。南宋时期宋高宗的太医王继先，曾经是一位走街串巷的江湖医生，从开封南下，一路浪迹到杭州。后来因为把宋高

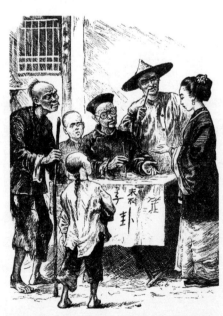

拆字算卦、测字治病也是江湖医生惯用的伎俩。

宗的隐疾治好了，当了太医，成了红人。不过，因为他跟秦桧交情很好，后来被没收家产，贬黜到了福州。但他医术精湛，很快在当地又成了富豪，还被尊称为"黑虎王医师"（因其家传名药"黑虎丹"闻名当时）。不过此人在历史上可谓臭名昭著。

江湖医生惯用的伎俩中，还有一种同样让人瞠目结舌，叫"测字治病"。这种"奇技淫巧"其实很好理解。它是利用我国古代的造字方法，混合阴阳五行，把字进行延伸或拆解等，然后强行和疾病联系起来，形成自己的一套理论。如病人写一个"病"字给江湖医生看，询问医生自己的病情或身体状况。医生看后对病人说：你身体没事，"丙"字五行属火，遇到土日就能泄气，病也就会好。江湖医生把"病"转换成"丙"，利用阴阳五行中的"火生土"，说到土日疾病会好。这种强词夺理的"治病法"，可以有多种不同的解释，江湖医生利用汉字的各种拆解组合随机应变，命中率自然就高，不知所以然的病人只能被欺骗。这也应了那句"卖药算卦，全凭说话"。

江湖医生多庸医

当然，并非所有的江湖医生都是庸医，他们毕竟还是有一定的医学技能的。但有句话说："古之时庸医杀人，今之时庸医不杀人，亦不活人。"虽然没有杀人，但没有帮人治好病，却消耗了病人的钱财，作为医生自然也不合格，该受到斥责和惩罚。

江湖医生在清朝末年至民国初期曾风盛一时。为了赚钱，他们伎俩很多，在这里不妨一窥当时江湖医生的"高招"，保你看完心里五味杂陈：

摇大旗：自我宣传，自称某名医的弟子或多少代传人，自家有秘方。

咬碟子：北方人说南方话，让别人听不明白，糊弄过去。

会打簧：治不好也治不坏，两头堵。

拉骆驼：医托，也指吆喝。

找傻子：宣传卖药时，看到围观人群中有愚笨可使的人，就收买他，让他帮着说好话。

骂周仓：周仓是给关羽扛大刀的。江湖医生也有同伙帮手，医生借骂帮手的机会调动大家情绪，活跃气氛。后来发展成为"医骂"——骂前一个医生，或说他无能，耽误了治疗，笼络患者的心。

往后推：跟病人讲要吃多少药才能见效，从中获利；或者把预后不佳的病人推给自己的竞争对手。

堆药：先开小方，再逐渐加药，等到不能再加药了，又"往后推"。医生会找借口，比如说病人违反某种禁忌导致药物无效等。

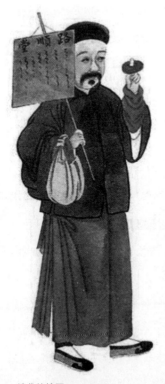

清代的铃医

江湖医生的病人主要是劳动人民。古代人受教育水平低，再加上江湖医生个个都"巧舌如簧"，老百姓很容易被愚弄。为了迅速达到自己的目的，江湖医生慢慢有了一套"方法"和"经验"，然后慢慢练成"看家本领"或"独门绝技"。如何用好自己的本领多挣钱，需要动脑子。实际上，取牙、点痣、去翳和捉虫，就是古代及近代江湖医生最常用的四大技能。因为这些在当时是常见病，上自皇帝大臣，下至老百姓，都免不了会遇到；这些病治疗起来也相对简单、迅速。而且在治疗这些病时，江湖医生很容易做手脚，从中捞钱获利。

江湖医生行走世间之装备

江湖医生行医卖药，有一些独特的标志，这样老百姓才容易认出来。

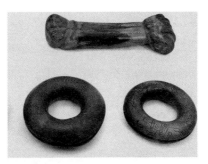

串铃与虎撑

串铃：医生必备之物，一般用铜或铁制成，摇动时可以发出声音。可以用手摇串铃，还可以系在马头上。老百姓听到铃声，若想看病就把医生请到家里。

虎撑：形状像面包圈一样，向外的一面中间有缝隙，里面有弹丸，摇晃起来能发出声音。相传是孙思邈发明的。据说，他为了救一只受伤的老虎，用随身带的铜圈撑住老虎的上下颚（以免被老虎咬），才给老虎上药治疗。消息传开后，江湖行医的人都开始效仿，后来虎撑就成了一种标志，还是一种护身符。摇虎撑也有规矩，不能乱来：医术一般，放在胸前摇；自觉医术较高，与肩齐平摇动；而如果举过头顶摇，医术要足够高明才行。但无论哪种医生，经过药店门口时就不能摇了，因为药店里通常供有孙思邈的牌位，此时再摇就有"欺师蔑祖"的味道了。

葫芦：大众对此应该比较熟悉。据说它源于"八仙"之一的铁拐李。葫芦里一般是治病的药物，"你葫芦里卖的什么药"这句俗语可能就起源于此。

此外，还有药囊（"无且囊"）、文字幌子，大众也比较熟悉。

拿点痣来说。每个人身上多多少少都会有痣，这对江湖医生来说就大有用武之地。点痣的药相对好配，容易起效，可以小本获大利。不过，他们用的药，虽然起效快，但副作用也大，就比如本篇开头提到的"脱毛膏"，等到痣去疤消，很容易在身上留下难看的凹痕。

再比如一种叫"肉儿"的捉虫骗术。在古代，牙疼被看作牙虫在作祟。一些江湖医生在治疗牙疼时，会事先将菜虫粘在他们使用的舌压板底下，治疗时将舌压板在牙上一碰，将菜虫弹下，病人就会认为牙虫已被清除，对医生感激不已。买了医生大力推销的药回去，吃了却始终不见好，等到病人慢慢回过味来，再去找那个医生，已经人走摊散。此外，还有从耳朵、骨头中取出虫子的例子等，用的都是骗人的把戏。

江湖医生中还有一种低劣之人，就是淫医，这类医生主要靠"采补之术"来蛊惑人纵欲。这种邪术最初流行于秦中地区（现在陕西中部的平原地区），后来被道教吸收，演化成养生术。这种方法一开始的本意并非"宣淫"，但在传播过程中被一些心怀不轨的人拿来错用、乱用，才入了邪途。

明朝成化年间（1465—1487 年），明宪宗迷信房中术，很多淫医大骗朝野，比如闻名一时的李孜省、继晓、万安等人。李孜省开始只是一个小吏，由于贪赃事发，潜逃到了京师。他听说明宪宗喜爱邪术，就学了房中术，让太监献给明宪宗。明宪宗非常认可，就封李孜省做了太常寺丞，掌管宗庙祭祀。而继晓本来是

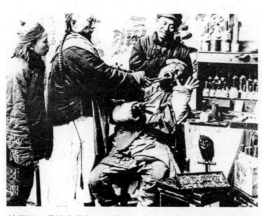

铃医以四项技术见长——拔牙、点痣、去翳、捉虫，其中不乏玄虚骗人之术。

个卖壮阳药的江湖骗子，因为擅长秘术，后来也通过太监得到明宪宗的宠信，被册封为"通玄翊教广善国师"。万安则更有名，他本来不学无术，后来向明宪宗进献房中秘术和壮阳秘方，攀附上了万贵妃，做了礼部侍郎，在朝堂地位稳固。据说他献的秘方能立竿见影，明宪宗甚是喜欢。随后万安大肆兴风作浪，为非作歹。当时，众人给他起了个绰号，叫"洗屌相公"，也是精当之极。后来，他的风光终于在孝宗朝终结，被罢官贬为庶民。

江湖医生能在民间生存，甚至能在朝廷做官封爵，一靠医术，二靠口才，不能小觑。除了医术和口才，药物也不可忽视，这也是一个赚取利润甚至获得封赏的机会，江湖医生自然不会漏掉。

江湖医生的用药，可以概括为"贱、验、便"三个字。贱，就是药物不贵；验，咽下即能去病；便，容易获得。正因为用药廉价易得，他们才得以在民间生存。不过，其中难免有制伪药牟取厚利的人。比如一些人所卖的虎骨、麝香、冰片等贵重药品，很多都是假药，多半只追求形似，实际并无效用。当然，不能否认有些特殊药品能起到很好的替代作用，比如假象皮膏，也能治疗跌打损伤。

江湖医生给病人用药还有一些"招数"。他们在当面治病时用真药，甚至是好药，病人觉得真的有效，就心甘情愿地买，而这时江湖医生卖给病人的却是假药。一些江湖医生还会骗病人说自己的药是在某某神仙经常显灵的地方获得的，非常珍贵，疗效很好，利用人们的迷信心理骗人买药。有没有人信？答案是肯定的。

江湖医生今何在?

如今的医疗知识普及很广,大众的医疗知识水平比起古代人也高了很多,但我们依然会看到不少被江湖医生欺骗的案例:不但病没治好,而且花费甚多,甚至耽误治疗时机,酿成悲剧。

无论在城市还是乡镇,我们都会在诸如街头巷尾、车站码头、电杆矮墙等处,看到一些贴得歪歪扭扭的"包治百病""祖传秘方"的小广告。一些明目张胆的人,还会给自己加上中医世家传人或名医弟子等身份,招摇撞骗。他们最终的目的自然是名和利。不过,可以毫不夸张地说,很多所谓的"祖传秘方"都是骗人的,只是引诱病人就医购药的幌子。

曾有一个自称"三代中医世家""某某首长的健康顾问"的江湖"神医",将普通保健品吹嘘为能够治疗癌症、糖尿病、高血压等疾病的特效药,以高价卖给老年人。一名花费近万元买药的老年人在用过之后发现根本无效,及时报警。很多其他买药的老年人用药后,甚至出现了关节红肿等不良反应。这名"神医"被警方抓获后,大家发现他竟然只有初中文化,而且经过体检,他自己已身患肺结核。

四川成都也出过一位梁姓"癌症专家",在当地很有名。很多人听了他"癌症不等于死亡"的说法后,跑去寻医问药,结果同样白费力气。实际上,这位梁医生只不过是一名只有小学文化的农民,打着"祖传秘方""专治癌症"的幌子,到四川成都行骗。后因涉嫌生产假冒伪劣药品被公诉,其丑陋行径才为大众所知,而他所谓的"治癌药片"竟然是用蜂蜜、水以及一些莫名药粉压制而成,经药品监督管理局鉴定,这些抗癌药"不但不能治病,反而会延误病情"。

这样的例子可以说不胜枚举,有人甚至因用了这些"江湖医生"的偏方而丧命。江湖游医们为了钱财伺机而出,非法行医,招摇撞骗,今天是"大师",明天成"神医",弄得人心惶惶,轻则误人病情,重则害人性命,无疑是社会的一大毒瘤，应该引起全社会的注意。之所以出现这种现象，跟人们的迷信心理和对神秘人物的盲目迷信有关，自然也跟受到一些不科学说法的影响有关，比如"西医只能治标，中医才能治本"等。

19 世纪 60 年代，英国传教士麦高温（John Macgowan）在华传教 50 年，广泛接触当时各个社会阶层，他在《中国人生活的明与暗》（*Man and Manners of Modern China*）中曾提到清代的行医处境。他在书中指出，当时政府对行医资格没有严格的要求，不少"聪明的流氓"四处行医；而与之对应的是"一个生病的中国人，随时准备服任何药，听取任何人提供的意见"。虽然麦高温说的也许有夸张的成分，但也揭露了当时的行医乱象。

对江湖医生，有一首诗也许可以作为对他们最好的注解：

摇铃负笈走南北，各承医技救贫厄；

多闻博识非虚幌，鱼龙混杂奈若何！

医患关系：
古代的信任危机

医生等级 / 庸医杀人 / 人人皆医 / "六
不治" 与 "十不治" / 坐地起价

上等医与下等医

清朝学者钱泳在《履园丛话》里讲了这么一个很特别的故事：浙江有个姓姜的医生，医术很不错。但是很奇怪的是，他每次出诊都会带上一条狗，为什么呢？据说这条狗不但通晓内外科，对妇科也很在行，还纠正了姜医生的多次误诊。不幸的是，后来这条狗突然死了，姜医生感叹道：我的医生生涯完了。没过几天，他也死了。

很多人看到这里，感觉丈二和尚摸不着头脑：狗死了，为什么医生生涯也完了？其实这个故事的用意是在讽刺医生地位之低下。

这个故事可能是钱泳杜撰的，但是它反映的当时人们对医生的态度则是属实的。为什么会出现这种状况呢？

夏商时期，由于巫医同源，医疗手段也比较简单，再加上巫师的权力很大，所以当时没有什么医患纠纷。到了周朝，尤其是西周，相关的法律出台，巫师和医师开始分离，医疗法律便由医师来掌管，不过当时的医疗纠纷也很少，医生其实并不承担医疗责任。如果某个患者不够幸运，遇到医术水平稍微差点的医生，误诊率比较高，只能自认倒霉。

西周时期，社会对医生的评定是"十全为上"。简单点讲就是，十个病人找医生就诊，医生都能治愈，算上等医生；有两三个人看不好，就是不够好，即"次等"医生；有四个以上的病人看不好，就是下等医生。

用药杀人者，斩

唐朝以前，法律对医师的规定没有太大的变化。但自此开始，如果医师配错了药，导致人死亡，就属于犯罪了，但处罚相对轻得多。比如配错药导致病人死亡，最重的处罚是"徙二年半"，徙就是流放的意思。如果病人是君王、高官，那就另说了。《唐律疏议》中记载："诸合和御药，误不如本方及封题误者，医绞。料理简择不精者，徒一年。未进御者，各者减一等。"调制御用药物时，因失误导致配方与原方不符，以及用法写错的，对这样的医生要处以绞刑。处理药物时不精细，处一年徒刑；未送上服用的，各减一等进行处罚。

唐朝时，民间曾流传过这么一句俗语："床上看到的医生，床下看是狗。"就是说人们得病卧床时，将看病的人当作医生；病好了下床后，就把医生视作狗。从此话中可大致看出老百姓对医生是何种态度。

唐朝也很重视医生的用药问题。当时的法律规定，医生给病人开的药要写好使用说明。如果医生大意，写得不规范或者是忘了写，一旦造成患者病情恶化或死亡，医生就会受到惩罚。《杂律》"医合药不如方"条规定："诸医为人合药及题疏、针刺，误不如本方，杀人者，徒二年半。"造成死亡的，处以两年半的徒刑（徒是我国古代剥夺罪犯一定期限的自由并强制其服劳役的刑罚）。

元明时期，由于朝廷的重视，医生的地位才有所提升，不过也规定了

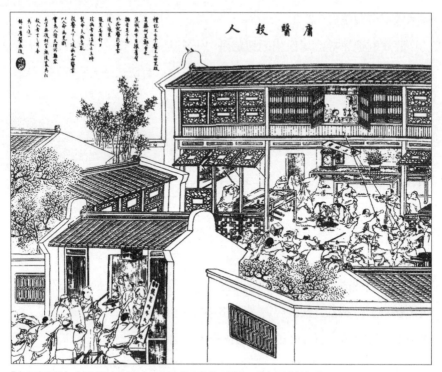

《点石斋画报》中展现的庸医杀人，愤怒的人们进入医馆，殴打医生的场景。

一些法律条文。《大明律·刑律·人命》中"庸医杀伤人"条规定："凡庸医为人用药针刺，误不依本方，因而致死者，责令别医辨验药饵穴道，如无故害之情者，以过失杀人论。不许行医。若故违本方，诈疗疾病，而取财物者，计赃，准窃盗论。因而致死，及因事故，用药杀人者，斩。"为处理医患纠纷，出现了地方的仲裁或鉴定，如果是庸医杀人，会吊销医生的行医资格证。处理医疗事故的时候，会有第三方的鉴定。当然，如果导致病人死亡或出现重大事故，医生甚至会被砍头。

到清朝时，人们对医生普遍不信任，医生的地位一度非常低，医患关系也明显紧张起来。为什么？因为此时的医药学发生了很大变化，医生在当时差不多是开放的职业，很多情况下，只要能读书识字，再背一背汤头歌诀，就能行医售药。

不过，虽然古代法律规定了对医疗事故中医生的处罚，但跟现代相比，医生所受的判罚通常不是很重，这跟古人信奉的"成事在天，谋事在人""医病不医命"的思想观念有关；另外，还有古人对仁义和中庸思想的崇尚。

嘉庆十年（1805 年），有一个医生因用错药，前后毒杀了三个人。而当时的巡抚在处理这个案件的时候，给出的解释却是：这个医生没有害人之心，根据法律应该以"过失杀人"论处；但考虑情节严重，追赎银三分外，再加枷号三个月，杖一百。

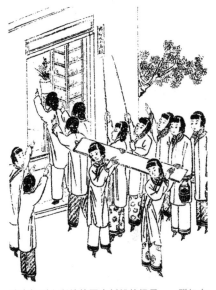

清末报刊上所绘的医疗纠纷的场景，一群妇女正在拆下医生的招牌。

而在当时，如果出现误治，但病人不是直接死于误治，医生通常不用承担责任，法律的规定是："攻下之误而死，无虚脱之形；滋补之误而死，无胀懑之迹，不使归咎于医者。"如果是其他医生已经明确诊治不好的疾病，即使是误治而导致病人而死亡，医生也不用承担责任。造成患者死亡时才可治罪，其中的惩罚是"禁行医"，即吊销医师执照，不准行医。

扁鹊"六不治"

古代的医生并不是所有的病人都收，所有的病都治的，他们也会挑病人。这并非医生的医术问题，也不是患者的疾病问题，医生这样做，主要是为了自保。

这一"发明"要感谢一个人，那就是扁鹊。因为他曾经提出了对后世医疗影响很大的"六不治"，就是有六种人是不给他们看病治疗的，哪六种人呢？

第一种是比较傲慢、放纵、不讲道理的病人，因为他们很可能将来会当医闹，所以医生应该敬而远之。第二种是只看重钱财，不重视身体健康的人，比如一心为了挣钱而把身体累垮的人。第三种是对穿衣打扮、吃喝、药物特别挑剔的人。第四种是气血错乱、脏腑功能严重衰竭的人，其实就是病入膏肓，治不好了。第五种是身体特别虚弱、敏感体质的人，这种人稍微用一点药就承受不了，也不适合治疗。最后一种就是前面提到的信巫不信医的病人。

除了这"六不治"以外，古代的医生还有一种自我保护的手段——预后，就是提前告诉病人病情如何以及这个病以后可能的发展情况，和现在签通知书、手术同意书等很像，让病人和病人亲属先有个心理准备，别到了发生状况的时候，再跑来责怪医生。

除了慎重挑选病人外，为了避免医闹，一些医生也会做出令人不解的行为。明清时期，一些医生会迎合病人的心意来治病，投其所好。所以我们很难在史书记载中找到明清时期的医患纠纷事件，能进入官府诉讼案件的更不多了，因为基本已在民间自行解决了。

乾隆年间，江南地区曾盛行药补，全民仿效，蔚然成风。一旦得了病，不管何种病，都"用参附则喜"，不用不行，甚至即便用参附会带来用药危险或死亡，病人也不怕。医生没

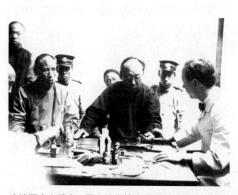
晚清西方人看病，国人的表情也满是怀疑。

办法，只能照做，结果出现了"医者全无一念，轻将人参立方"的状况，实在太过荒诞。

"六不治"进阶版——"十不治"

清朝时，有个叫黄凯钧的人，在《友渔斋医话》里提出了"十不治"。

第一种：纵欲贪淫、不自珍重的人，也就是好色之徒。

第二种：窘苦拘囚、不洒脱、过分约束自己、不会享受乐趣的人。

第三种：怨天尤人，经常生气懊恼，不知自我检讨，从而心生烦恼的人。

第四种：瞎操心、万事都想考虑、自寻烦恼的人。

第五种：在家里喋喋不休、使人耳根不清净的人。

第六种：听一些巫师的话、大肆宰杀牲畜的人。

第七种：生活作息不规律、饮食习惯不好的人。

第八种：多服汤药，荡涤肠胃，元气渐耗，通俗点讲就是"药罐子"。

第九种：讳疾忌医、隐瞒自己的疾病、害怕治疗的人。

第十种：怕死，认为死是一件痛苦的事，对亲人的去世常常有难以割舍的念想。

这"十不治"在今天看来确实有点过了，这么一排除，能看的病人还有吗？不过这也从侧面反映了当时紧张的医患关系。

"坐地起价"的无良医生

医生讲究"医者仁心"，但也会有一些比较势利、只认钱的人。宋朝时期，有一个姓王的秀才得了痔疮，经年不愈。后来他听说浙江一带有个医生很擅长治疗痔疮，就想去试试。但是他比较穷，没有钱请医生到家里看病，但又不想一直等下去，就自个儿乘船到了杭州，再找人请这个医生来。

这个医生来了以后，没提钱的事，就给王秀才"洗肠"。王秀才觉得这下终于有救了。但还没等他高兴一会儿，这个医生开始了谜之操作：洗到一半，突然停了。难道出了大问题？王秀才便问他怎么回事，结果医生"大大方方"地提起了报酬之事。王秀才没办法，为了保命，只能把所有的盘缠都当酬金给了医生，医生这才开始继续治疗。

这还不算严重的，有的医生没有钱就见死不救，或者漫天要价等。这样的行医方式需要改变。

古代发生医患纠纷，究其原因，主要与医生的医术良莠不齐、不负责任，以及大众对医生的不信任有关。对此，宋朝的药学家寇宗奭在《本草衍义》中曾说："医不仁慈，病者猜鄙，二理交驰，于病何益？"

其实，医患关系不仅涉及医生的医术，也关乎古代伦理道德、医疗观念、社会地位，甚至还有法律风险等，所以，古人所说的"贵贱贫富，普同一等"只能是一种理想状态，"不为良相，当为良医"恐怕也是入仕未遂的折中之选。而古代本就如履薄冰的医生为了实现与患者的关系平衡，避免医患纠纷，不得不想尽各种办法。由此看来，"六不治"与"十不治"虽然在今天看来有些不可思议，但却是古代医生的一种无奈之举。

古代法医简史

隶臣 / 民间禁忌 / 宋慈 / 殃榜 / 尸图

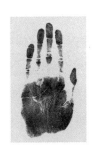

　　有一对叔侄，两人因为利益发生了争执。后来，叔叔就拿侄子的仆人出气，追着仆人打。为了保护自己的仆人，侄子就把仆人藏了起来，还向当地官府报案，说他叔叔将自己的仆人追到河里，导致仆人淹死了。

　　官府自然要查案。令人想不到的是，官府在河里竟然真的找到一具尸体，更巧的是，尸体右手是六指，跟侄子的仆人一样。谎已经撒了，又事关人命，侄子只能继续把谎编下去，声称尸体正是他的仆人的。出人意料的是，官府没有继续调查，而是真的把尸体当仆人的尸体进行检验，发现他身上确实有伤痕，便认定是叔叔杀死了仆人。叔叔大喊冤枉，想为自己辩解，但有口难辩，因为他不能自证清白，最后只能屈招。

　　眼看快要结案了，叔叔即将被"正法"，就在这关键时刻，叔叔的家人偶然得知了侄子藏仆人的地方。侄子很快也知道走漏了风声，心里忐忑起来。而为了不让事情暴露，他竟然真把仆人丢到河里淹死了。叔叔的家人也得知了他的丑行，便把这事向官府报告。后来官府经过查证，果然是侄子所为，侄子只能低头认罪。

验尸官：仵作

在上面的医案中，有一点很让人不解，就是官府在没有对尸体进行检验（验尸在古代是官员负责的事情，而不是医生）的情况下，竟然直接听信别人的话，差点造成冤假错案。

事实上，虽然在古代像这样不分青红皂白就随意判案的例子的确存在，但绝大多数情况下，还是有专门的检验人

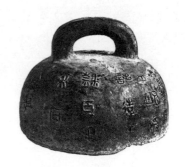

1964 年西安西郊出土秦代铜权上有"隶臣"字样。

员的，最为人熟知的检验人员就是古代的验尸官——仵作。不过大家有所不知的是，仵作这一职业，在古代可以说是非常惨的。

仵作可以看作现代法医的前身。他们最开始是"隶臣"，在先秦是具有奴隶身份的犯人，通常会参与官府杂役，跟"令史"一起检验尸体、现场勘验和拘捕人犯等。而"仵作"这个词的正式出现，大约在五代时期；宋朝时，它才真正成为官府的下属部门，之后得以快速发展。另外，仵作属于"吏"。我们现在通常把"官吏"当作一个词来用，但在古代，官是官，吏是吏，大不一样。两者的区别很像今天的体制内跟体制外，朝廷任命的叫官，官员聘用的人员叫吏。所以说，吏没有品级。

没有品级不是大事，能吃饱饭也行。关键在于，仵作在古代的社会地位一直非常低，连基本的待遇也没有，只有在成为衙门正式的吏役后才稍有待遇。他们的后代甚至被明令禁止参加科举考试。所以，一般稍微有点学问的人都不会选择这一行，这一现象直到清朝才有所改变。在一般人看来，他们从事的是"下等"工作，平常避而远之都来不及，生怕沾染上他们的暴戾气。

在古代，有两类人曾被视为"禁忌"，一类是神圣者，另一类是不洁

者。对于前者很好理解，诸如各类祝祷崇拜的神灵，随便使用会被认为是亵渎，会给民众带来不幸，是大家所不能容忍的。不洁者为何也是禁忌？前面介绍的孕妇的产血在古人看来就是不洁的，是会带来麻烦或厄运的，所以孕妇本身就有不

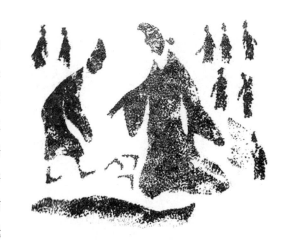

汉代画像石中的案发现场验尸图（局部）

洁的气息。仵作更是如此了，他们本身从事的职业大多与死人、尸体等不祥、不洁的东西有关，人们对此有敬畏、恐惧、恶心等情绪，在平时都会极力避开。比如在古时的现今潮汕等地，大家对仵作心存避讳、嫌弃，见面会躲着走；而在京津冀等地区，也是避之唯恐不及。

不过，人们有时也会利用仵作身上的"煞气"来驱鬼辟邪。比如有些孩子难以管教，家长会吓唬他们说："再不听话，仵作子就来了。"孩子要是身体虚弱，家长会让孩子拜仵作为干爹，认为这样能利用仵作身上的暴戾之气压制住鬼神的邪气或病魔，保佑孩子一生顺遂。据说认干儿子的现象在仵作中间司空见惯，有人曾认了40多个干儿子。

提刑官

除了仵作外，提刑官是古代司法鉴定里的另一种"法医"，现今为大众所熟知主要得益于影视剧的传播，比如宋慈就是历史上有名的提刑官。提刑官跟仵作有什么区别呢？

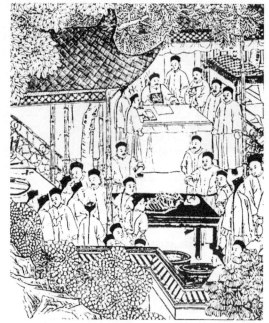

《点石斋画报》中的验骨场景（局部）

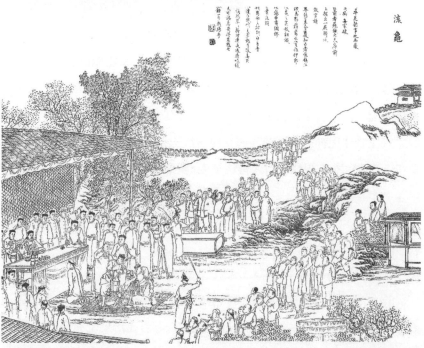

《点石斋画报》中的晚清尸检场景

提刑官，其实是"提点刑狱公事"的简称，是宋代特有的一种官职，由朝廷选派，三年一换。提刑官工作的地方被称为提刑司。提点是负责、主管的意思，所以提刑官就是负责审理疑难案件、清理积压旧案的人员，相当于现在的法官兼检察官，比仵作的地位要高很多。此外，提刑官还要维持地方社会治安，比如剿除、捕获盗贼，镇压农民起义等，他们的副手多是武臣。我们熟悉的豪放派大词人辛弃疾就曾在湖南做过提刑官，曾平定了茶商的叛乱。

阴阳先生

除了仵作与提刑官，在清朝还有一类特殊的"法医"，也会参与尸体检验，叫阴阳先生，就是通常所说的风水先生。

死者的尸体在入殓前，需要出具一份"死亡证明书"，而这种证明书通常是阴阳先生根据"尸体现象"做出关于死者死亡时间、死因等的判断，然后给出的结论。他们会"看墓地""写殃榜"，充满迷信色彩。"殃榜"很像一份"死亡说明书"，没有它，棺材是没法抬出城的。

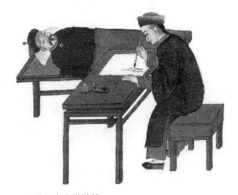

阴阳先生批殃榜

一般来说，仵作、提刑官、风水先生大多是男性，如果涉及女性尸体的案件，通常要找"隶妾"（小吏的妾）或稳婆（接生婆）来检验。

蒙昧之下难发展

中医学在我国很早就出现了，但古代中医理论对法医的发展却并没有起到多大的作用。因为古代中医对人体精细结构的关注很少，许多概念也没有准确的物质实体，显得很泛化，比如"经络"，是找不到具体解剖学标志的；而且古代中医也很少求实证，不会追根究底。一个人死后，医生说他"阴阳离绝，脏腑乃绝"，这种解释难免显得太虚化。

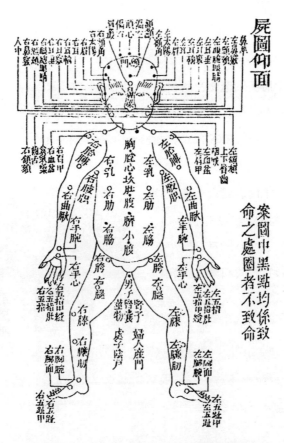

古代尸图仰面，黑点标注致命之处，圈者不致命。

另一个对古代法医学发展不利的影响因素是儒家思想。一来儒家讲究"身体发肤，受之父母，不敢损伤"；二来儒家思想注重人的主观动机，对客观证据的重视程度不太高，通常口供的效力要比证据更大，如果犯罪人提供认罪口供，法医检验的程序就非必需了。所以如果某人被冤枉了，在利诱下供认或高压政策下屈打成招，案件常常就不再继续往下审了，这对查清案件是很不利的。

公元 4 世纪，有个叫唐赐的人，某一天在喝酒后得了病，从嘴里吐出很多虫子。后来一直没治好，也查不出具体的病因。临死之前，唐赐告诉他的妻子，说等他死后解剖他的身体，看看到底是怎么回事。这在古代是"大不孝"的。不过他的妻子还是答应了他，并在他死后亲自对他进行了解剖。他妻子发现他身体里的五脏六腑都糜烂了。不幸的是，官府很快知道了这件事，最终判唐赐的妻子五年徒刑；而他的儿子因为没有阻止母亲解剖，被认为大不孝，判处死刑。

在这样的封建思想影响下，解剖学和法医学是很难获得发展的。

另外，古人对人体的了解很有局限性，一般是以尸表检测为主，法医通常不会（也不能）对尸体进行解剖，因为当时解剖尸体是被禁止的，所以古代的法医鉴定显得相当"简陋"。而且他们注重经验性和实用性，再加上负责验伤、验尸的官员和仵作不是专业的医生，主管人员也不会亲自动手，所以鉴定结果自然就不是百分之百的可靠，冤案错案很可能就不可避免了。

《洗冤集录》里也有错误？

《洗冤集录》虽然意义重大，但毕竟成书年代久远，很多理论是站不住脚的，比如关于不同性别的骨骼的记载，就有很多错误：

（1）古人认为男性的骨头是白色的，女性的骨头是黑色的。之所以有这种看法，是因为古人觉得女性在月经来潮后，骨骼会逐渐变黑。——很明显这是错误的。

（2）男性脑后横有一条缝，正直下到发际另有一条缝；女性正直下则没有缝。——无论男女，脑后都有一条横缝，没有直下的缝。

（3）男性左右各有12根肋骨，8根长的，4根短的；女性各有14根。——男女之间其实没有差别。

（4）男性有捭骨（小腿骨中的腓骨和前臂骨的尺骨），女性没有。——其实男女都有。

……